Kohlhammer

Angelika A. Schlarb

JuSt Therapeutenmanual

Das Training für Jugendliche ab 11 Jahren mit Schlafstörungen

Unter Mitarbeit von
Christina Claudia Liddle
Kerstin Velten-Schurian

Zeichnungen
G. Burger
Friederike Schäfer

Verlag W. Kohlhammer

1. Auflage 2016

Gesamtherstellung: W. Kohlhammer GmbH, Stuttgart

Print:
ISBN 978-3-17-021341-8

E-Book-Format:
pdf: ISBN 978-3-17-023834-3

Inhalt

Zusatzmaterialien[1]

Alle Imaginationsübungen und Schlaftagebücher können Sie unter diesem Link kostenfrei herunterladen:
http://downloads.kohlhammer.de/?isbn=978-3-17-021341-8 (Passwort: m10bwo05)

Vorwort

Die Arbeit mit Jugendlichen hat einen ganz eigenen Charakter. Durch die Umbruchphase, in der sich die Jugendlichen befinden, sind sie einerseits kindlich und andererseits doch schon recht erwachsen in ihrem Verhalten. Immer wieder zwischen diesen Welten zu wandern und den Jugendlichen zu helfen mit den Schwierigkeiten des Erwachsenwerdens zurechtzukommen, ist spannend und eine Herausforderung. In diesem Manual haben wir versucht, das Jugendalter durch die Konzeption anzusprechen und die Probleme und Schwierigkeiten zu erfassen, die den Schlaf in diesem Alter deutlich beeinträchtigen können. Bei den Postmessungen dann die Jugendlichen zu erleben, die ihre Schlafproblematik überwunden haben, wieder ausgeglichener und gelassener sind und bessere Noten schreiben, ist immer wieder sehr erfreulich.

Auch die Eltern spielen in diesem Alter noch eine wichtige Rolle. Da sich jedoch das Schlafverhalten nicht mehr so eng an dem elterlichen Verhalten orientiert, ist in diesem Behandlungskonzept die Gewichtung des Elternanteils eine andere als bei den Kindern.

Dieses Manual ist für Therapeuten konzipiert, die Jugendlichen im Alter zwischen 11 und 17 Jahren helfen wollen, besser und gesünder zu schlafen. Die Jugendlichen erhalten fünf Sitzungen, die Eltern werden für eine Sitzung eingeladen, um ihren Kindern wichtige Unterstützungsmöglichkeiten geben zu können. Das therapeutische Vorgehen umfasst Techniken und Vorgehensweisen, die bereits evaluiert wurden. Das Besondere an diesem Manual ist vor allem die Konzeption, da das Manual als »Sleep Lab« aufgebaut ist, das die jeweiligen Themenbereiche als eigene Areale darstellt.

Dieses Manual ist das Resultat vieler Erfahrungen und einiger Jahre Arbeit. Zur Umsetzung der Idee, ein Schlafstörungs-Trainingsprogramm für Jugendliche zu kreieren, ist vor allem ein gutes Team notwendig, um die vielfältigen Aufgaben zu bewältigen – von der Konzeption von Informationsbroschüren über die Diagnostik bis hin zu der Durchführung des Trainings. In diesen Jahren haben mich immer sehr gute und motivierte Mitarbeiter begleitet, die bei Gestaltung, Ausarbeitung, Feinschliff, Überarbeitung und nochmaliger Überarbeitung dabei waren.

Ganz besonders möchte ich die Leistung von Frau Dipl.-Psych. Christina Liddle hervorheben, die die Idee für eine Jugendgruppe sehr engagiert aufgenommen hat. Darüber hinaus gibt es noch eine Reihe von weiteren fleißigen und äußerst engagierten Mitwirkenden. Daher möchte ich auch besonders Frau Dipl.-Psych. Vesna Milicevic erwähnen, die sich unerschrocken und mit genauem Blick an die Überarbeitung gemacht und geholfen hat, dass das Format passte, sowie Vivien Schwedler und Maria Zschoche, die mit größter Geduld immer weiter angepasst und korrigiert haben, und auch Friederike Schäfer, die spontan noch die fehlenden Zeichnungen angefertigt hat. Viele des Teams standen phasenweise als Co-Trainer, Diagnostiker oder auch für Anpassungen zur Verfügung und haben so dafür gesorgt, dass das Projekt weitergeht. So waren phasenweise Olesja Dobbertin, Andrea Bauer, Michaela Schaller, Clarissa Schepperle hilfreich und standen aktiv zur Seite. Der Würzburger Gruppe mit Dr. Dipl.-Psych. Barbara Schwertle und Dr. Dipl.-Psych. Karolin Roeser möchte ich danken für die sehr guten kritischen Rückmeldungen.

Einleitung

Jugendliche befinden sich in einer deutlichen Umbruchphase. Neben den körperlichen Veränderungen, die sich auch auf den Schlaf auswirken können, verändern sich ebenfalls eine Menge anderer Faktoren. Die eigene Rolle wird neu definiert und ausgefüllt, neuartige Anforderungen kommen auf den Jugendlichen zu, Zukunftsentscheidungen stehen an, es gilt, intime Beziehungen aufzunehmen und diese auch zu gestalten. All dies sorgt für vielfältige Irritationen, die durchaus den Schlaf beeinträchtigen können. Beim Schlaf selbst erfährt der Jugendliche eine Verschiebung des Wachzeitraums auf die Abendstunden, so dass er meist gerne bis spät in die Nacht aufbleiben möchte. Auf der anderen Seite jedoch stehen schulische oder berufliche Aufgaben, die ein frühes Zubettgehen erfordern. So kann es bei diesen vielfältigen entwicklungsbedingten Umstellungen immer wieder zu Irritationen und Schwierigkeiten bis hin zu Störungen kommen.

Auch die Schlafdauer erfährt Veränderungen. Die Jugendlichen schlafen deutlich weniger als noch im Kindesalter, so sind es im Alter von 16 Jahren zwischen 6,5 und 9,5 Stunden, die individuell benötigt werden (Jenni et al. 2004). Wie im Kindesalter ist es auch im Jugend- und Erwachsenenalter so, dass interindividuell jedoch bisweilen erhebliche Unterschiede existieren. Diese große interindividuelle Variabilität von Schlafablauf und Schlafdauer erschwert – gleich in welchem Alter – eine Abgrenzung von »normalem« zu »gestörtem« Schlaf (Hajak 1995).

1 Ab wann wird das Schlafproblem eine Schlafstörung? – Die Probleme der Klassifikation

Wie oben beschrieben gibt es eine Reihe von Besonderheiten des jugendlichen Schlafs, die bisweilen eine Interpretation zwischen »gesund« und »krank« erschwert. So kommt es im Verlauf der Pubertät zu einer Reihe von Veränderungen – auch in Bezug auf den Schlaf. Dabei gilt das Alter eines pubertierenden Kindes als bester Prädiktor für die Schlafdauer und -planung (Sadeh et al. 2000). Dies bedeutet, dass die Schlafphase umso mehr verschoben ist, je älter ein Kind ist. Mit zunehmendem Alter werden seine Schlafperioden kürzer, das Kind ist am Morgen benommener und am Tage schläfriger. Außerdem hält der Jugendliche häufiger einen ungeplanten und dann meist eher ausgiebigen Mittagsschlaf. Durch die körperlichen Veränderungen kommt es während der Pubertät zu einer signifikanten Abnahme in Dauer und Tiefe der dritten Phase des Non-REM- bzw. Delta-Schlafs (Campbell et al. 2007; Carskadon und Dement 1987; Dahl und Lewin 2002). Dieser Rückgang des Delta-Schlafs kann als Indikator für die Abnahme des Schlafdrucks im Verlauf der Pubertät gesehen werden. Hierdurch fällt es reiferen Jugendlichen leichter, am Abend länger wach zu bleiben, wodurch dann wiederum eine Verschiebung des Schlaf-Wach-Rhythmus begünstigt wird (Carskadon 1999; Taylor et al. 2005). Eine Reihe von Studien zeigt deutlich, dass es mit Einsetzen der Pubertät zu einer Verschiebung der berichteten Zubettgeh- und Aufstehzeiten kommt (z. B. Campbell et al. 2007; Carskadon 1999; Gau und Soong 1995; Iglowstein et al. 2003; Laberge et al. 2001; Wolfson und Carskadon 1998). Diese Veränderung zeigt sich besonders an den Wochenenden oder an schulfreien Tagen. Mit dieser Schlafphasenverschiebung ist einerseits die Abnahme der Gesamtschlafdauer verbunden, andererseits nimmt die Diskrepanz des Schlaf-Wach-Rhythmus unter der Woche im Vergleich zu den Wochenenden zu (Carskadon 1999; Wolfson und Carskadon 1998). Kommt es im Zuge dieses Umbruchs zu einer sehr deutlichen Verschiebung der Einschlaf- und Aufstehzeiten, fällt es den Jugendlichen extrem schwer, dem frühen Schulbeginn gerecht zu werden und das kann schließlich zu einer Insomnie führen (Dahl und Carskadon 1995). Zu berücksichtigen ist für dieses Alter, dass neben den biologischen Faktoren noch andere Einflüsse diesen Prozess begünstigen. So wirken unter anderem psychosoziale Faktoren: Jugendliche sind in diesem Alter stärker sozial engagiert, sind ausgeprägteren schulischen oder leistungsorientierten Ansprüchen ausgesetzt und nutzen abendliche Aktivitäten wie Fernsehen, Internetnutzung oder Telefonieren wesentlich häufiger und expansiver als Kinder. Im Unterschied zu den früheren Jahren nimmt das Ausmaß der elterlichen Beteiligung an der Schlafplanung ab (Carskadon et al. 1993).

Insgesamt scheinen jedoch biologische Prozesse im Rahmen der Pubertät entscheidend bei jugendlichen Schlafstörungen zu sein. Die jugendliche Präferenz für die späten Abendstunden kann unter anderem durch das Schlafhormon Melatonin erklärt werden, welches mit voranschreitender Pubertät später ausgeschüttet wird (Carskadon et al. 1997).

Um eine Behandlung anzustrengen, müssen die Jugendlichen einen Leidensdruck durch die Schlafproblematik oder deren Folgen, wie beispielsweise schlechtere Noten oder emotionale Unausgeglichenheit, empfinden. Ist dieser nicht gegeben, ist die Compliance niedrig, da die Jugendlichen nur subjektive Einschränkungen durch eine solche Behandlung sehen (Anders et al. 1978). So ist bei der Diagnostik neben der Symptomatik entscheidend, ob es zu einer solchen subjektiven Beeinträchtigung für den Jugendlichen beim Einschlafen, Durchschlafen oder auch bei Tagesaktivitäten kommt. Auch sind die zeitliche Stabilität der Problematik sowie die Häufigkeit entscheidend.

Während vorübergehende Schlafstörungen – wie im Kindes- oder Erwachsenenalter – selten Anlass zur Behandlung sind, sollten länger andauernde Schlafstörungen behandelt werden, da chronifizierte Schlafprobleme zu einer erhöhten Angst vor Schlafstörungen und damit einhergehenden Konsequenzen führen. So zeigen sich auch bei Jugendlichen ängstlich-depressive Gefühle oder Sorgen mit näher rückender Schlafenszeit (Schlarb et al. 2010). Der Schlaf wird gestört und die Jugendlichen leiden am nächsten Tag unter den Folgen des Schlafmangels. Dies führt wiederum zu einer Verstärkung der negativen Emotionen und Kognitionen am nächsten Tag (Schlarb et al. 2014; Schlarb et al. 2011; Steinhausen und von Aster 1993). Als Folge von Schlafproblemen treten im Jugendalter Schul-, Verhaltens- und Konzentrationsprobleme auf (Anders et al. 1978). Diese sind dann häufig der Grund, beim Pädiater oder Psychotherapeuten vorstellig zu werden (Lehmkuhl und Frölich 1998; Mindell 1993; Schlarb et al. 2010). Bei Jugendlichen besteht die Möglichkeit, die Klassifikationssysteme und Behandlungsansätze aus dem Erwachsenenbereich in adaptierter Form einzusetzen.

1.1 Schlafstörungen in der Jugend

In diesem Abschnitt werden die häufigsten Schlafstörungen des jugendlichen Altersabschnitts (11–17 Jahre) dargestellt. Es wird besonders auf die Erkrankungen eingegangen, die mit JuSt behandelt werden können bzw. deren differentialdiagnostische Abklärung wichtig ist.

Insomnien

Die Hauptkriterien einer Insomnie beziehen sich auf Klagen über Ein- und/oder Durchschlafstörungen oder einen trotz normaler Länge unerholsamen Schlaf sowie ein daraus resultierendes beeinträchtigtes Tagesbefinden wie z. B. Müdigkeit, Gereiztheit, Ängstlichkeit. Diese Symptome sollten nach DSM-5-Kriterien seit mindestens einem Monat mindestens drei Mal pro Woche auftreten und ein signifikantes Leiden in sozialen, schulischen oder beruflichen Situationen verursachen. Nach dieser relativ strengen Definition von Insomnie leiden nach verschiedenen Studien ca. 9,4 % der Jugendlichen unter einer akuten Insomnie, wobei ca. 33,3 % der Jugendlichen der Stichprobe unter zwei Insomniesymptomen und 4,6 % unter drei Insomniesymptomen leiden (Johnson et al. 2006). Auch in einer Studie mit europäischen, unter anderem deutschen Jugendlichen konnte gezeigt werden, dass in der Altersgruppe der 15- bis 25-Jährigen rund 30 % unter einer Schlafstörung nach ICSD-2 und rund 20 % unter einer Schlafstörung nach DSM-IV-Kriterien leiden (Ohayon und Roberts 2001).

Nach dem neuen ICSD-3 wird eine kurzzeitige Insomnie mit Einschlaf- oder Durchschlafproblematik bei Jugendlichen in der Regel als pathologisch und schlafgestört klassifiziert, sobald die Einschlafdauer 30 Minuten überschreitet und dies mehrfach pro Woche (ca. drei Mal pro Woche) während der letzten Monate zutrifft. Der Jugendliche muss unter Tagesbeeinträchtigungen wie Müdigkeit, Tagesschläfrigkeit, Konzentrations- oder Gedächtnisprobleme oder schulische Leistungsprobleme, emotionale Irritabilität, Verhaltensprobleme (z. B. Hyperaktivität, Impulsivität, Aggressivität), reduzierte Energie oder Motivation, gehäufte Unfälle oder Unzufriedenheit mit dem Schlaf leiden, damit die Diagnose erfüllt ist. Überdauert diese Schlafproblematik und deren Auswirkungen drei Monate, wird von einer chronischen Insomnie gesprochen.

Auch das neue DSM-5 greift die altersspezifische Problematik von Kindern und Jugendlichen auf und gibt an, dass diese Probleme drei Mal pro Woche über drei Monate auftreten müssen (DSM-5, 2013).

Die Befunde hinsichtlich eines geschlechterspezifischen Risikos, an einer Insomnie zu erkranken, widersprechen sich häufig. Studien, die sich an der Geschlechtsreife orientieren, zeigen auf, dass zwischen Jungen und Mädchen vor dem Einsetzen der Menarche keine Unterschiede in der Auftretenshäufigkeit einer Insomnie vorhanden sind. Jedoch steigt das Risiko für Mädchen um das 2,75-fache mit dem Einsetzen der Periode (Johnson et al. 2006). Sie zeigen dann eine größere Präferenz für späte Abendstunden und Zubettgehzeiten (Carskadon et al. 1993).

Symptome wie exzessive Tagesschläfrigkeit weisen häufig auch auf bestehende Schlafprobleme oder einen nicht ausreichenden Schlaf hin. Diese Symptome treten bei 16–40 % der Jugendlichen auf (z. B. Ohayon et al. 2000; Ohida et al. 2004; Shin et al. 2003). Ebenfalls leiden 34,6 % der Jugendlichen unter Schwierigkeiten, am Morgen aufzuwachen (Vignau et al. 1997) sowie 39–67 % unter subjektivem Schlafmangel (Mercer et al. 1998; O'Brien und Mindell 2005; Ohida et al. 2004).

Delayed-Sleep-Phase Disorder

Der Beginn einer zirkadianen Rhythmusstörung vom verzögerten Schlafphasen-Typus, auch Delayed-Sleep-Phase-Disorder (ICSD-3) genannt, findet meist in der Adoleszenz statt (Stores 2003; Wyatt 2004). Häufig führt eine DSPD im Jugendalter zu der Entstehung einer Insomnie (Carskadon et al. 1993; Stores 2003). Zu berücksichtigen ist, dass eine DSPD häufig als psychische Problematik oder als primäre Schlafstörung missinterpretiert wird (Stores 2003). Ca. 10 % der Insomniker erfüllen eigentlich die diagnostischen Kriterien eines DSPD (Mindell 2003). Insgesamt werden Prävalenzen zwischen 0,5 und 7 % für Jugendliche angegeben (Anders und Eiben 1997; Ohayon und Roberts 2001; Ohayon et al. 2000).

Apnoe

Unter dem auffälligsten Symptom Schnarchen leiden bis zu 29 % der 12- bis 16-Jährigen. Jedoch bedeutet Schnarchen allein noch keine Apnoe. Das Schlafapnoe-Syndrom zeichnet sich durch ein wiederholtes Auftreten von Atemstillständen während des Schlafes aus, welches zu einer Sauerstoffunterversorgung führt und meist mit einer ausgeprägten Tagesmüdigkeit einhergeht. Charakteristika sind Schnarchen, Schwitzen und mehr als fünf Apnoen/Stunde oder zehn Apnea-Hypopnea/Stunde. Unter der Diagnose Schlafapnoe leiden immerhin noch 3 % der Altersgruppe (Sánchez-Armengol et al. 2001). Liegt der Verdacht einer Apnoe vor, sollte zur diagnostischen Abklärung ein Schlaflabor kontaktiert werden.

Parasomnien

Zwar verringert sich im Jugendalter die Auftretenswahrscheinlichkeit von Parasomnien wie Alpträume, Schlafwandeln oder Nachtschreck deutlich und sie kommen seltener vor, jedoch treten Parasomnien wie Alpträume noch zu ca. 9,5 % und Sprechen im Schlaf mit rund 29,2 % recht häufig auf, Bruxismus ist mit 9,3 % ebenfalls nicht selten und unruhige Beine (Restless legs) kommen sogar bei 17,6 % der Jugendlichen vor (LaBerge et al. 2000; Yang et al. 1987).

Folgende Schlafstörungen nach ICSD-3 bzw. ICSD-2 können mit dem JuSt-Trainingsprogramm behandelt werden:

- akute Insomnie
- Chronische Insomnie
- Andere Insomnien
- Exzessive Zeit im Bett
- Kurzschläfer
- Unregelmäßiges Schlaf-Wach-Muster-Störung
- Verzögerte Schlafphasenstörung
- Alpträume

2 Persistenz jugendlicher Schafstörungen

Mehr als 80 % der Jugendlichen mit Insomnie berichten über eine Insomnie-Symptomatik in der Vorgeschichte (Johnson et al. 2006; Schlarb et al. 2011). Damit trifft die häufige Annahme, Kinder oder Jugendliche würden aus ihrer Schlafstörung »herauswachsen«, nur bedingt zu. Vielmehr zeigen Schlafstörungen oft einen intermittierenden Verlauf mit Tendenz zur Chronifizierung (Kirmil-Gray et al. 1984; Ohayon und Roth 2003; Patten 2000). Dabei liegt der Beginn einer chronischen Insomnie im Jugendalter im Schnitt bei 11 Jahren (Johnson et al. 2006). Manche Studien berichten sogar von einer Persistenz bis hin ins Erwachsenenalter (Ohayon und Roth 2003; Stores 1999). Bei der Befragung von erwachsenen Insomniepatienten gaben 47 % an, dass ihre Schlafstörung bereits in der Kindheit oder Jugend begonnen hatte (Hauri et al. 1980).

3 Diagnostik jugendlicher Schlafstörungen

Grundsätzlich sollte eine Abklärung durch den Kinder- und Jugendarzt erfolgen, um zu gewährleisten, dass die Schlafsymptome nicht aufgrund einer körperlichen Störung existieren. Wie auch für die Diagnostik im Kindesalter sind folgende diagnostische Instrumente sinnvoll:

a) Schlafspezifische Anamnese
b) Schlaftagebuch
c) Screeninginstrumente z. B. Sleep Disturbance Scale for Children (SDSC)
d) Epworth Sleepiness Scale für Kinder und Jugendliche (ESS-K)
e) Interview
f) Schlaflabor

Schlafspezifische Anamnese

Für das Alter von 11 bis 17 Jahren sollte die schlafspezifische Anamnese auch Informationen über die Entwicklung umfassen (s. o.). Es ist sinnvoll, neben den demographischen Daten auch Art, Dauer, Verlauf und Schweregrad der Schlafstörung (akute Insomnie < 3 Monate, chronische Insomnie > 3 Monate, ICSD-3, 2014), Auswirkungen auf die Tagesbefindlichkeit und die Familie, Familienverhältnisse, Vorbehandlungen, organische Erkrankungen, andere psychische Probleme, Lebensgeschichte und belastende Lebensereignisse (in den letzten 12 Monaten) zu erfassen. Zusätzlich sollte der Tages- und Nachtablauf, die Wachbefindlichkeit und das generelle Verhalten am Tage in schlafbezogenen und nicht schlafbezogenen Kontexten sowie die Schlafgewohnheiten des Jugendlichen (Schlafplatz), die räumlichen Voraussetzungen, Einschlafrituale sowie die Beruhigungs- und Einschlafinterventionen bzw. Interaktionsmuster zwischen Eltern und Jugendlichem im Kontext des Schlafengehens und Einschlafens wie auch Beginn, Auslöser und bisheriger Verlauf der Schlafprobleme erfasst werden.

Schlaftagebuch

In der Schlafforschung und Schlafbehandlung stellen Schlaftagebücher eines der am häufigsten eingesetzten Messinstrumente dar. Sie werden zur Erfassung der Schlafparameter verwendet und gelten als valide und reliable Messinstrumente. Zur Diagnostik sollte das Schlaftagebuch zwei Wochen vor dem Behandlungsbeginn von den Jugendlichen durchgängig geführt werden. Zur Auswertung sollten in der Regel die Aufzeichnungen der jeweils zweiten Woche genauer betrachtet werden, da die erste Woche als Adaptionswoche gilt (Müller und Paterok 1999; Schoicket et al. 1988). Für die Auswertung ist es sinnvoll, darauf zu achten, dass beide Wochen durch einen gleichen Tagesrhythmus bestimmt werden (also z. B. zwei Wochen Schule). Das Schlaftagebuch gliedert sich im Allgemeinen in einen sogenannten »Morgenteil« und einen »Abendteil«, in denen die verschiedenen Parameter abgefragt werden (siehe Homepage der DGSM, www.dgsm.de): Aufwachzeit am Morgen, Anzahl und Dauer des nächtlichen Erwachens, Tagesschlaf, Dauer der Zubettgehprozedur, Zubettgehzeit, geschätzte Einschlafzeit etc. Aus diesen Angaben lassen sich folgende gängige Schlafparameter errechnen:

Einleitung

Einschlaflatenz

Die Einschlaflatenz ist die Zeit, die zwischen dem Löschen des Lichts und dem Einschlafen liegt und dient unter anderem als Maß dafür, ob Einschlafprobleme vorliegen (Lehmkuhl & Frölich 1998). Diese Zeit sollte bei Jugendlichen 30 Minuten nicht überschreiten (ICSD-3 2014).

Schlafkontinuität

Die Schlafkontinuität ist von der Häufigkeit und Dauer des nächtlichen Erwachens und dem potentiellen Vorhandensein nächtlicher Aktivitäten des Jugendlichen (z. B. Essen, Trinken) bestimmt. Unterbrechungen können zu erheblichen Beeinträchtigungen am Tag führen (Bonnet 1985).

Gesamtschlafzeit und Vigilanz während des Tages

Mit Kenntnis der Einschlafzeit, der Aufwachzeit und der Dauer der nächtlichen Wachliegezeit ist die Gesamtschlafzeit des Jugendlichen ermittelbar.

Sleep Disturbance Scale for Children (SDSC, Bruni et al. 1996)

Bei der Sleep Disturbance Scale for Children (Bruni et al. 1996) handelt es sich um einen kurzen Screeningfragebogen, mit dessen Hilfe Schlafstörungen im Kindes- und Jugendalter identifiziert werden können. Der Fragebogen kann laut Autoren sowohl von den Jugendlichen als auch von den Eltern ausgefüllt werden. Der Fragebogen besteht aus 26 Items, die auf einer abgestuften Likert-Skala beantwortet werden können (selten = 1–2-mal pro Monat, gelegentlich = 1–2-mal pro Woche, häufig = 3–5-mal pro Woche, immer = nahezu täglich). Der Fragebogen unterteilt sich in die Skalen »Ein- und Durchschlafstörungen«, »Arousal-Störungen«, »Störungen des Schlaf-Wach-Übergangs«, »Schlafbezogene Atmungsstörungen«, »Exzessive Schläfrigkeit« sowie »Übermäßiges Schwitzen«. Die interne Konsistenz liegt bei der gesunden Stichprobe im guten Bereich ($\alpha = .79$), während sie sich bei der klinischen Stichprobe im befriedigenden Bereich bewegt ($\alpha = .71$). Die Test-Retest-Reliabilität wurde für den Gesamtwert ($r_{tt} = 0.71$) und für die Einzelitems gemessen. Nach Angaben der Autoren handelt es sich bei der SDSC um einen flexiblen Fragebogen, so dass auch einzelne Skalen zur Abklärung bestimmter Schlafstörungsbilder aus dem Kontext des Fragebogens herausgenommen werden können. Ab einem T-Wert von > 70 wird von einem auffälligen Wert gesprochen. Der Cut-off für die Skalen »Ein- und Durchschlafstörungen« liegt bei einem Rohwert von 17, für die »Arousal-Störungen« bei 7, für die »Schlafbezogenen Atmungsstörungen« bei 14 und für die »Exzessive Schläfrigkeit« bei 13, wobei ein höherer Wert eine größere Ausprägung des Störungsbildes angibt (Bruni et al. 1996).

Epworth Sleepiness Scale für Kinder und Jugendliche (ESS-K, Johns 1991)

Bei der Epworth Sleepiness Scale (ESS) handelt es sich um eine für Erwachsene im angloamerikanischen (Johns 1991) und deutschsprachigen Raum (Bloch et al. 1999) validierte Selbstbeurteilungsskala zur Messung der Tagesschläfrigkeit. Die ESS besteht aus acht Items, die typische Alltagssituationen beschreiben. Für diese Situationen soll jeweils angegeben werden, für wie wahrscheinlich der Patient ein Einschlafen in diesen Situationen halten würde. Die ESS in der Kinder- und Jugendversion (ESS-K) ist für die Altersgruppe der 6- bis 19-Jährigen gedacht. Sie umfasst sieben der acht Erwachsenenitems, die auch im Erfahrungsbereich der Kinder bzw. Jugendlichen liegen (z. B. im Sitzen lesen, im Auto als Beifahrer für den Zeitraum einer Stunde mitfahren, nach einem Mittagessen ruhig sitzen). Auf einer vierstufigen Skala mit den Abstufungen 0 (ich nicke niemals ein), 1 (ich nicke selten ein), 2 (ich nicke oft ein) und 3 (ich nicke fast immer ein) kann angegeben werden, wie hoch die Probanden die Wahrscheinlichkeit einschätzen, in einer der aufgezählten Situationen einzuschlafen (Handwerker 2002). Die psychometrischen Eigenschaften der ESS wurden anhand einer Stichprobe junger Erwachsener (Alter M = 20,9; SD = 2,8) überprüft und werden sowohl für die klinische als auch für die nicht-klinische Stichprobe als zufriedenstellend eingestuft. Die interne Konsistenz wird mit einem Wert von $\alpha = .88$ für die klinische Stichprobe als hoch und mit einem Wert von $\alpha = .73$ für die nicht-klinische Stichprobe als zufriedenstellend angegeben. Die Test-Retest-Reliabilität ist mit einem Wert von rtt = .822 als gut zu bewerten. Die ESS ist eine einfache und reliable Methode, um Tagesschläfrigkeit bei Erwachsenen zu messen (Johns 1992). Eine Überprüfung der psychometrischen Eigenschaften der ESS-K liegt bislang nicht vor. Der Cutoff wird für Jugendliche (Altersgruppe 13–19 Jahre) bei einem Summenwert von 13 Punkten angegeben. Größere Werte sind dabei als auffällig zu bewerten (Handwerker 2002).

Schlafinterview

Liegt der Verdacht auf eine Schlafproblematik vor, ist es sinnvoll ein strukturiertes Interview durchzuführen. Hierfür haben wir ein schlafspezifisches Interview entwickelt (DIJS), welches die häufigsten Schlafstörungen im Jugendalter umfasst (siehe Homepage dgsm.de). Das Interview kann kostenlos heruntergeladen werden.

Schlaflabor

Eine polysomnographische Untersuchung sollte vor allem bei Verdacht auf schlafbezogene Atmungsstörungen oder einer anderen eher organisch bedingten Schlafstörung durchgeführt werden. Auch in den Leitlinien zur Diagnostik und Therapie von psychischen Störungen im Säuglings-, Kindes- und Jugendalter für kindliche Schlafstörungen (Deutsche Gesellschaft für Kinder- und Jugendpsychiatrie und Psychotherapie) wird die polysomnographische Abklärung bei Verdacht auf epileptische Anfälle, bei schweren Fällen von Schlafwandeln und des Pavor Nocturnus sowie zum sicheren Ausschluss atembezogener Schlafstörungen, beispielsweise bei der Verdachtsdiagnose einer obstruktiven Schlafapnoe, empfohlen.

Der Verdacht auf schlafbezogene Atmungsstörungen kann anhand der Screeningfragen, die im Schlaffragebogen von Bruni (Bruni et al. 1996) vorhanden sind, erhärtet werden.

Konzeption des JuSt-Manuals

Um mit Jugendlichen zu arbeiten, müssen verschiedene Voraussetzungen erfüllt sein. Vor allem muss der Jugendliche ein gewisses Maß an Motivation aufweisen und auch die Eltern sollten an einer Behandlung interessiert sein. Darüber hinaus sollte das Vorgehen auf den Entwicklungsabschnitt dieses Alters abgestimmt sein. Für das vorliegende Therapiekonzept wurde daher eine Art Spiel in einem Schlaflabor entwickelt, in dem sich der Jugendliche anhand eines »Sleep Labs« mit einem »Sleep Doc« hin zu schlafförderlichen Verhaltensweisen entwickelt. Der Jugendliche erhält so zum einen genügend Anreiz, um die Anregungen motiviert umzusetzen und zum anderen wird ihm Selbstverantwortung zugetraut, da er bei fünf von sechs Sitzungen der alleinige Ansprechpartner für die Verbesserung seines Schlafes ist, während die Eltern nur bei einer Sitzung involviert sind. Dies stellt einen deutlichen Unterschied zu KiSS oder Mini-KiSS dar (Schlarb et al. 2011, 2012, 2013). Allgemein ist das Manual als KVT-I der 3. Welle konzipiert. Folgende therapeutische Vorgehensweisen liegen dem JuSt-Konzept zugrunde.

1 Schlafedukation und Schlafhygiene

Das Ziel von Schlafedukation ist es, dass sowohl die Jugendlichen als auch deren Eltern Informationen über den Schlaf sowie über Konsequenzen eines schlechten Schlafs erhalten. Besonders wichtig ist hierbei die Aufklärung über die Auswirkungen eines unregelmäßigen Schlaf-Wach-Rhythmus für die Jugendlichen. Auch sollte erklärt werden, wie wichtig ein regelmäßiger Schlaf-Wach-Rhythmus und eine gute Schlafhygiene sind (Fins und Wohlgemuth 2001), da ein regelmäßiger Schlaf-Wach-Rhythmus zu einer verringerten subjektiven Tagesmüdigkeit und zu einer verbesserten Schlafeffizienz (Manber et al. 1996) führt. Insgesamt sollten bei allen Therapiebausteinen, so auch bei der Vermittlung der Schlafhygiene, der Entwicklungsstand und die kulturellen Werte des Patienten beachtet werden (Dahl 1995). Aus diesem Grund übernimmt im JuSt-Therapieprogramm der Sleep Doc viele der oben genannten Aufgaben, indem er alltagsnahe und alltagstaugliche Beispiele einbringt.

2 Stimuluskontrolle

Wie im Kindes- und Erwachsenenalter zählt auch im Jugendalter die Stimuluskontrolle zu den in ihrer Wirksamkeit belegten Verfahren in der Behandlung von Insomnie (Morgenthaler et al. 2006). Ziel der Stimuluskontrolle ist der Aufbau einer positiven Assoziation zwischen dem Bett und einem gesunden Schlaf. Bei der Umsetzung sollten von den Jugendlichen folgende Grundsätze beachtet werden (Owens 2000; Schlarb 2009; Steinhausen 1993):

- Das Bett sollte nur bei Müdigkeit aufgesucht werden.
- Das Bett sollte nur zum Schlafen genutzt werden. Sämtliche Aktivitäten, wie Musik hören, fernsehen, Hausaufgaben machen oder lesen, sollten außerhalb des Bettes geschehen.
- Das Bett sollte nach 15 Minuten wieder verlassen werden, wenn der Patient nicht in den Schlaf findet. Nach dem Aufstehen sollte er sich möglichst in ein anderes Zimmer begeben und sich mit einer ruhigen Tätigkeit beschäftigen.

- Am Morgen sollte der Patient immer zur gleichen Zeit aufstehen, unabhängig davon, wie viel Schlaf er bekommen hat.
- Tagesschlaf sollte vermieden werden.

Beim JuSt Therapieprogramm wird mithilfe des Sleep Docs die Stimulus-Assoziationen erklärt. Der Jugendliche erhält für die Umsetzung der Regeln Bonuspunkte, wodurch er motiviert wird, diese Regeln mehrfach in der Woche umzusetzen.

3 Kognitive Umstrukturierung

Für die Behandlung einer Insomnie wird die kognitive Umstrukturierung als weiteres Verfahren benannt (Morgenthaler et al. 2006). Sie gehört vor allem im Erwachsenenalter zu den empfohlenen Ansätzen, da mittlerweile eine Vielzahl an Studien vorliegt, die eine Wirksamkeit dieser Methode aufzeigen. Auch in dem vorliegenden Therapiekonzept ist die kognitive Umstrukturierung ein Teil des Ansatzes, da Insomniepatienten häufig eine Vielzahl irrationaler Überzeugungen über Schlafstörungen haben (Morin 1993). So glauben sie zum Beispiel, dass Schlafstörungen nicht behandelt werden können oder dass es nach einer schlechten Nacht besser ist, zuhause zu bleiben und sich bei einem Mittagsschlaf auszuruhen. Kognitionen dieser bzw. ähnlicher Art lassen sich bereits bei Jugendlichen nachweisen (Schlarb 2008). So sollen durch die kognitive Umstrukturierung irrationale Überzeugungen hinterfragt und verändert werden. Allgemein werden fünf dysfunktionale Kognitionen unterschieden:

1. Falsche Vorstellungen über die Ursachen einer Insomnie
2. Falsche Zuschreibung von oder Übertreibung der Folgen eines schlechten Schlafes
3. Unrealistische Erwartungen an den Schlaf
4. Abnahme der wahrgenommenen Kontrolle und Vorhersagbarkeit des Schlafes
5. Falsche Überzeugungen bezüglich schlafförderlicher Praktiken

Die Therapie sollte so angelegt sein, dass die Jugendlichen dazu ermuntert werden eigene, dysfunktionale Kognitionen, die schlafhinderlich sind, zu entdecken und diese durch funktionale Kognitionen zu ersetzen. Im JuSt-Therapieprogramm wird hierbei mit »dunklen Gedanken« und »sonnigen Gedanken« gearbeitet. Wichtig dabei ist, dass die Jugendlichen selbst funktionale Kognitionen entwickeln, die auch wirksam sind.

4 Entspannungstechniken

Auch Entspannungstechniken zählen zu den Verfahren in der Behandlung von Patienten mit Insomnie, deren Wirksamkeit gut belegt ist (Morgenthaler et al. 2006). Diese sind gerade für Insomniker sinnvoll, da bei ihnen um den Zeitpunkt des Zubettgehens herum eine erhöhte physiologische und psychische Anspannung und Aktiviertheit zu beobachten ist. Eine Entspannungsmethode, die im Jugendalter angewendet werden kann, und die ebenfalls im JuSt-Training Eingang findet, ist die Progressive Muskelrelaxation. Eine jugendgerechte, einfache Darstellung, bei der der Patient lernt, in sequentieller Abfolge einzelne Muskelgruppen anzuspannen und wieder zu entspannen, kann gerade denjenigen Jugendlichen helfen, die den imaginativen Verfahren wenig abgewinnen können (Means et al. 2000).

Darüber hinaus sind auch Entspannungsverfahren wie Autosuggestion, Entspannungstraining oder Autogenes Training für Jugendliche sinnvoll (Minsel und Quast 1988). Zudem eignet sich für Jugendliche ebenfalls der Einsatz von Imaginationstechniken bzw. klinischer Hypnose als Entspannungsmöglichkeit (s. u.) (Anbar und Slothower 2006; Contos 1999; Howsan 1999; Schlarb & Gulewitsch 2012; Steinhausen und von Aster 1993).

5 Imaginative Verfahren/moderne Hypnotherapie

Durch ein imaginatives Verfahren bzw. ein hypnotherapeutisches Vorgehen können bewusste und unbewusste Lernvorgänge initiiert werden. So können durch Suggestionen einfache sowie komplexe emotionale, kognitive und physiologische Reaktionen angestoßen werden. Auch wird durch den Einsatz der Hypnotherapie die kindliche Vorstellungskraft angesprochen, die sich noch viel stärker als die der Erwachsenen fiktiver Elemente bedient (Schlarb 2012). Somit wird durch die Methodenkombination die Synthese zweier sich ergänzender Verfahren erreicht: Durch die Verhaltenstherapie werden explizite, strukturierte Lernvorgänge angesprochen und durch die Hypnotherapie das Prinzip des impliziten und assoziativen Lernens und so wird eine kognitive Umstrukturierung ermöglicht (Schlarb 2008), welche einer großen Löschungsresistenz unterliegt und lang anhaltende Effekte begünstigt (Kossak 2004). Auch kann durch den Einsatz von hypnotherapeutischen Techniken das Vermögen, selbst zu handeln, erhöht werden und sie können so im Sinne einer Selbstmanagement-Therapie gesehen werden (Kanfer et al. 1991). Die hypnotherapeutische Behandlung von Kindern und Jugendlichen mit Schlafstörungen zeigte in Einzelfalldarstellungen durchaus Erfolge (Schlarb & Gulewitsch 2012).

6 Chronotherapie

Bei der Chronotherapie versucht der Patient schrittweise, den gewünschten Schlaf-Wach-Rhythmus zu erzielen. Diese Vorgehensweise empfiehlt sich, wenn der Jugendliche erst sehr spät einschlafen kann oder sogar ein verzögertes Schlafphasensyndrom vorliegt. Dies kann auf zwei Arten geschehen (Fins und Wohlgemuth 2001):

1. Durch das Vorziehen der Schlafphase: Bei dieser Variante wird die Einschlafzeit jeden zweiten Tag um 15–30 Minuten nach vorn verschoben, bis die gewünschte Zubettgehzeit erreicht ist. Zusätzlich empfiehlt es sich, nach dem Aufstehen mindestens eine halbe Stunde im Sonnenlicht zu verbringen. Bei dieser Methode handelt es sich um eine alltagstaugliche und effektive Lösung, welche auch im JuSt-Training den Jugendlichen mit einer solchen Problematik empfohlen wird.
2. Durch das Verzögern der Schlafphase: Die Schlafphase wird jeden Tag nach hinten verschoben, bis die gewünschte Zubettgehzeit erreicht ist. Allerdings kann es während der Therapie zu Konflikten mit sozialen Verpflichtungen kommen, da die Schlafphase zeitweise am Tag stattfindet, daher wird im JuSt-Therapieprogramm auf dieses Vorgehen verzichtet.

Wie ersichtlich ist, erfordert die Chronotherapie ein relativ großes Maß an Motivation und Kooperation vonseiten des Jugendlichen. Häufig fällt es den Jugendlichen sehr schwer, früher ins Bett zu gehen, da soziale Anreize (Weggehen mit Freunden, Party am Wochenende etc.) eher späte Zubettgehzeiten attraktiv machen (Stores 1996). Bisher gibt es eine Reihe von Einzelfall- oder Kombinationsstudien, die positive Resultate dieses Verfahrens aufzeigen (Wyatt 2004).

7 Verhaltensvertrag und Belohnungssystem

In der Therapie mit Jugendlichen empfiehlt sich das Abschließen eines Verhaltensvertrags. Darin werden bestimmte therapeutische Aspekte, wie z. B. das Einhalten eines regelmäßigen Schlaf-Wach-Rhythmus oder das Einhalten der Chronotherapie, festgehalten. Die Einführung neuer schlafförderlicher Gewohnheiten kann zudem durch ein zuvor besprochenes Belohnungssystem unterstützt werden. Hierdurch werden positive Verhaltensweisen in den Mittelpunkt gerückt und verstärkt (Ferber 1996).

Exkurs: Schlafrestriktion

Bei der Schlafrestriktion wird die Zeit im Bett zuerst auf die Dauer verkürzt, die der Patient auch wirklich schlafend im Bett verbringt. Schrittweise wird die Zubettgehzeit in den folgenden Wochen nach vorne gezogen, bis eine optimale Schlafdauer erreicht ist (Owens et al. 2002). Die Wirksamkeit der Schlafrestriktion bei Insomnie ist gut belegt und wird daher als Standard in der Behandlung von chronischer Insomnie bei Erwachsenen gesehen (Morgenthaler et al. 2006). Im JuSt Training wird auf dieses Verfahren verzichtet, da bedingt durch das Alter eine Irritation der Eltern bzw. eine Kollision mit den Alltagsaufgaben zu befürchten wäre.

Exkurs: Hypnotika

Zwar bewirkt der Einsatz von Hypnotika kurzfristige Verbesserungen, langfristig scheinen jedoch verhaltenstherapeutische Interventionen überlegen zu sein (Rajput & Bromley 1999). Für das Jugendalter gilt, dass schlaffördernde Mittel und Hypnotika nur unter ständiger ärztlicher Betreuung verabreicht werden sollten (Faust et al. 1992). Nur nach sorgfältigem Abwägen sollte eine medikamentöse Behandlung mit schlafförderlichen homöopathischen Mitteln begonnen werden. Diese Regel wird oft missachtet und es wird auf die Medikation zurückgegriffen – in Ermangelung anderer Möglichkeiten (Schlarb et al. 2010). Führt die Therapie mit homöopathischen Mitteln nicht zum Erfolg, können schlafanstoßende Nicht-Hypnotika wie niederpotente Neuroleptika verschrieben werden und erst wenn auch diese Therapie nicht anschlägt, sollte auf Hypnotika zurückgegriffen werden (Faust et al. 1992).

8 Ziele des JuSt-Behandlungsprogramms

Natürlich ist das primäre Ziel von JuSt die Schlafqualität sowie die Schlafstörungssymptome der Jugendlichen zu verbessern. Damit einher geht in der Regel auch die Verbesserung des psychischen Wohlbefindens der Jugendlichen sowie der in die Problematik miteinbezogenen Familienmitglieder. Der Jugendliche soll bei JuSt lernen, Selbstverantwortung zu übernehmen und selbstständig, ohne Hilfe von anderen ein- und durchzuschlafen sowie mit den Schwierigkeiten bezüglich des Schlafens kompetent umzugehen. Folgende Punkte stehen im Zentrum der Behandlung:

- Den Jugendlichen Wissen über Schlafhygiene vermitteln
- Handlungsmöglichkeiten zur Bewältigung ihrer Schlafproblematik aufzeigen
- Selbstwirksamkeit und das Selbstvertrauen des Jugendlichen im eigenständigen Umgang mit der Schlafproblematik etablieren
- Das Wissen der Eltern um die biologischen Veränderungen, die sich auch auf den Schlaf auswirken können erweitern
- Die Erziehungskompetenz der Eltern zur Unterstützung der Jugendlichen stärken

9 Wirksamkeit des JuSt-Trainings

In einer ersten Studie zur Akzeptanz und Wirksamkeit nahmen 18 Jugendliche, 8 Jungen und 10 Mädchen, zwischen 11 und 17 Jahren (M = 13.73, SD = 1.58) mit ihren Eltern an der Studie teil (Schlarb et al. 2011). Alle Jugendlichen zeigten deutliche Schlafprobleme, die in einem strukturierten Interview anhand des ICSD-2 klassifiziert wurden. Die Symptome einer Insomnie mussten dabei seit mindestens einem Monat vorliegen. Das Training zeigte signifikante Effekte auch nach drei Monaten sowie bis hin zu einem Jahr. So kann auch von einer langfristigen Wirksamkeit gesprochen werden, womit dann wiederum weiteren psychischen Erkrankungen vorgebeugt wird. Einzelne Elemente wurden in experimentellen Studien überprüft und zeigten signifikante Veränderungen des Schlafes (Cordi et al. 2014).

Von den Jugendlichen berichteten 67 % über das Auftreten von Schlafproblemen schon während der frühen Kindheit, und 83,3 % der Adoleszenten litten seit über einem Jahr an den Symptomen der Insomnie (Schlarb et al. 2011).

Konzeption

Allgemeine Akzeptanz

Die Akzeptanz des Behandlungsprogramms war hoch. So besuchten 88,89 % der Jugendlichen alle Sitzungen und 11,11 % verpassten eine Sitzung. Um die Akzeptanz des Trainings zu erheben, wurde nach jeder Sitzung ein Fragebogen zu inhaltlichen Themen und zur Form des Trainings eingesetzt (von 0 = trifft überhaupt nicht zu bis 4 = trifft völlig zu). Beinahe alle Teilnehmer hatten den Eindruck, dass auf ihre Fragen adäquat eingegangen wurde (M = 3.91). Die Verständlichkeit der schlafbezogenen Informationen und der praktischen Inhalte wurde mit M = 3.78 eingeschätzt. Dass das Training in Gruppenform stattfand, wurde mit M = 3.78 ebenfalls als sehr positiv eingeschätzt.

Neben diesen Fragen gab es ebenfalls Einschätzungen zu den Inhalten. So wurden die Inhalte zum Thema »Schlafhygiene« mit M = 3.47 als am meisten hilfreich angegeben. Dem folgte die Einschätzung zum Inhalt »Gesunder Schlaf und gestörter Schlaf« mit M = 3.35. Alle weiteren Inhalte des Trainings erzielten jedoch ebenfalls Durchschnittswerte von über 3.

Auch die Eltern erhielten eine Sitzung in der Gruppe. So wurden auch sie gebeten, eine Einschätzung zum Training abzugeben. Die Verständlichkeit der Elterninformationen wurde mit M = 3.00 am höchsten eingeordnet. Dem folgte die Einschätzung der empfohlenen Erziehungsstrategien (M = 2.87).

SDSC

Die Jugendlichen zeigten nach dem Training signifikante Verbesserungen in der SDSC-Subskala Disorders of Initiating and Maintaining Sleep (DIMS) (Ein- und Durchschlafprobleme) von 19.47 (SD 4.84) auf 12.76 (SD 2.70) ($t(17) = 4.98$, $p \leq .001$) nach dem Training.

Schlaftagebuchdaten

Beim Schlaftagebuch zeigten sich ebenfalls signifikante Verbesserungen des jugendlichen Schlafes. So zeigte sich nach dem Training eine signifikant verkürzte Einschlaflatenz von durchschnittlich 32 Minuten vor dem Training auf im Schnitt 16 Minuten nach der Behandlung ($p \leq .001$). Auch die Schlafeffizienz verbesserte sich signifikant von 88,7 % vor auf 94 % nach dem Training ($p \leq .002$), während sich erfreulicherweise die Gesamtschlafzeit signifikant von vorher durchschnittlich 493.06 Minuten auf 520.84 Minuten nach der Behandlung erhöhte ($p \leq .018$).

Insgesamt fühlten sich die Jugendlichen nach dem Training sehr viel erholter nach einer Nacht – waren sie zuvor noch recht müde (6.5), verbesserte sich dieser Wertauf 3.25 ($p = .005$)). Zudem berichteten sie über eine deutliche und signifikante Abnahme des Grübelns und Fokussierens auf die Schlafprobleme von durchschnittlich M = 2.31 auf 0.68 nach dem Training ($p = .002$).

Über die schlafbezogenen Veränderungen hinaus zeigten die Jugendlichen eine deutliche Verbesserung ihres Gesamtzustandes. Sie fühlten sich signifikant gelassener und wohl nach dem Training. So zeigte der Summenwert des YSR einen deutlichen Rückgang von 62.11 vor dem Training auf 58.70 nach der Behandlung p = .044) (Schlarb et al. 2011).

10 Hinweise für den/die Therapeuten

Durch dieses Training führt der Schlaftrainer Paul Paulsen, der ein Sleep lab hat und dessen Schwester Anna als Kind und Jugendliche nicht gut schlief. Paul Paulsen gibt Informationen rund um den Schlaf an die Jugendlichen weiter, geht jedoch nicht aus seinem Schlaflabor, sondern schickt die Jugendlichen in die Erprobung und Erkundung. So erhalten sie Bonuspunkte für die Umsetzung seiner Erkenntnisse. Im Training bezieht sich Paul Paulsen immer wieder auf die Erfahrungen mit seiner Schwester, so dass für die Jugendlichen ein Coping-Modell zur Verfügung steht. Der Therapeut kann die Position von Paul Paulsen einnehmen oder aber sich in indirekter Form auf Paul Paulsen beziehen »Wie ihr seht, meint der Sleep Doc Paul Paulsen, dass …«.

Das JuSt-Programm kann als Einzel- oder Gruppentraining angeboten werden. Allerdings sind Gruppensitzungen nicht nur ökonomischer, sondern bieten den Jugendlichen und Eltern auch die gute Möglichkeit, sich über Probleme und Lösungen auszutauschen. Oftmals wird so schon die erste Sorge genommen, dass die Jugendlichen und ihre Eltern mit ihrer Problematik allein dastehen. Alle dargestellten Imaginationsübungen bzw. Trancen können je nach Anforderungen im Singular oder im Plural erzählt und durchgeführt werden. Bei der Durchführung der Trancen in der Gruppe ist es ratsam ggf. die Stühle nach außen drehen zu lassen, so dass die Jugendlichen nicht so verlegen reagieren und eventuell anfangen zu lachen, sondern sich auf die Trance konzentrieren können. Allgemeine Voraussetzungen sind

- ein ruhiger, ausreichend großer Raum,
- eine Box für alle im Training benötigten Materialien (Sorgenbox, Belohnungsaufkleber bzw. Stempel und andere Materialien wie Buntstifte, Namensschilder, Urkunden usw.),
- die Jugendlichenmanuale (Informationen, Hausaufgaben, CD mit den Imaginationsübungen usw.) sowie
- die Elternunterlagen.

Grundsätzlich kann das Training alleine oder auch zusammen mit einem Kollegen durchgeführt werden.

Auf der Homepage des Verlags können Sie die Imaginationsübungen für die Jugendlichen sowie die Schlaftagebücher als Zusatzmaterialien downloaden. Beachten Sie auch die Übersichten vor den einzelnen Sitzungen für eventuell zusätzlich benötigte Materialien.

11 Allgemeine Hinweise für die Sitzungen

- Vor jeder Sitzung einen Zettel mit der Raumnummer an die Eingangstür hängen
- Allgemeine Regeln für die Gruppentherapie im Trainingsraum aufhängen

Nun folgen noch einige Hinweise zur Darstellung im Manual:

Therapeuten

Texte in dieser Form sind Ziele und Vorgehensweisen für Therapeuten. Sie enthalten zusätzliche Informationen, die vom Therapeuten gegeben werden.

Jugendliche

Wusstet ihr schon, dass …
… Das sind Texte, die als Zusatzinformation für die Jugendlichen dienen sollen. Dies sind meist wissenswerte Dinge über Schlaf und Schlafprobleme.

… bedeutet, dass der Therapeut eine Aktion durchführen soll.

… zeigt an, dass der Therapeut die Jugendlichen an dieser Stelle durch Fragen zum Mitarbeiten anregen kann oder soll.

… symbolisiert, dass für die folgende Übung Material benötigt wird.

… weist auf eine Aufgabe hin, die die Jugendlichen zuhause machen sollen.

… kennzeichent eine Imaginatiosnübung.

… Kurze Stichworte sind zur Orietierng am äußeren Rand des Buches zu finden.

Stichworte für Therapeuten

Beachten Sie bitte, dass manche Materialien vor dem Training angeschafft werden sollten (z. B. Steine, Aufkleber etc.).

Sitzung 1: Jugendsitzung 1

Material

Material – jede Sitzung	Wo	Ok? ☑
Flipchart		
Stifte/Tesa/Schere	Datei: Ordner »Material«	
Getränke/Becher/Servietten	Datei: Ordner »Material«	
Namensschilder vorbereiten (Namen einfügen und ausdrucken)	Datei: Ordner »Material«	
Schlafhygiene-Karten vorbereiten (ab Sitzung 3)	Datei: Ordner »Material«	
Steine, z. B. Glassteine (ab Sitzung 3 für die Abstimmung, wer eine Schweinehund- oder Einstein-Karte bekommt)		
Stempel (drei verschiedene Stempel, einen für die Forscherpunkte, einen für die Schweinehund-Karte und einen für die Einstein-Karte)		
Material – 1. Jugendsitzung	**Wo**	
Arbeits- und Begleitbuch für die Jugendlichen		
Imaginationsübung »Schlafbaum«	Download Zusatzmaterial	
Kennenlernkärtchen	Datei: Ordner »Material → Sitzung 1«	
Übersicht Schlafstörungen der Teilnehmer Vorbereiten/Erstellen		
Arbeitsblatt für gesunden Schlaf (Hirn-Auge-Muskel)	Datei: Ordner »Material → Sitzung 1«	
Kärtchen mit versch. Schlafdauer/Bilderkärtchen mit Baby – Erwachsener (Datei: »Schlafbedarf Stunden und Bildkärtchen«) Vor dem Training aufhängen	Datei: Ordner »Material → Sitzung 1«	
Bodenpuzzle (DIN A4-Blätter mit den einzelnen Faktoren, die den Schlaf beeinflussen) vorbereiten, d. h. ausschneiden	Datei: Ordner »Material → Sitzung 1«	
Kärtchen mit Aufgaben des Schlafs	Datei: Ordner »Material → Sitzung 1«	
Aufrechterhaltende und auslösende Faktoren für Schlafstörungen	Datei: Ordner »Material → Sitzung 1«	

Themenübersicht

Therapeuten

- Begrüßung und Überblick über das Training
- Sleep Lab für gesunden Schlaf
- Pause
- Sleep Lab für gestörten Schlaf
- Sleep Lab für Hypnose

Begrüßung

Therapeuten

Ziele:
Im ersten Schritt sollen spielerisch die Namen der Teilnehmer und Therapeuten (kennen-)gelernt werden.

Im zweiten Schritt sollen die Gruppenmitglieder und ihre Interessen näher kennengelernt werden. Die Schlafprobleme der Jugendlichen sollen vorgestellt werden und die Jugendlichen sollen bemerken, dass es auch andere Jugendliche mit diesen, eventuell sogar recht ähnlichen, Problemen gibt und sie nicht allein damit sind.

Herzlich Willkommen bei JuSt, unserem Jugend-Schlaftraining! Wir freuen uns, dass ihr alle kommen konntet und dass wir das Training gemeinsam beginnen können. Mein Name ist ______ und das ist mein Kollege ______.

Doch bevor wir starten, wollen wir euch einen kurzen Überblick über den Aufbau von JuSt geben. Unser Training ist wie ein »Sleep Lab« und zugleich wie ein Labyrinth aufgebaut. Daher heißt es auch »**Sleep Lab**«. Ihr werdet in den einzelnen Sitzungen die unterschiedlichen Sleep Labs zu verschiedenen Themen kennenlernen. Wir möchten euch jetzt erst einmal einen Überblick über die einzelnen Sleep Labs und somit über die verschiedenen Themen geben.

Das Sleep Lab

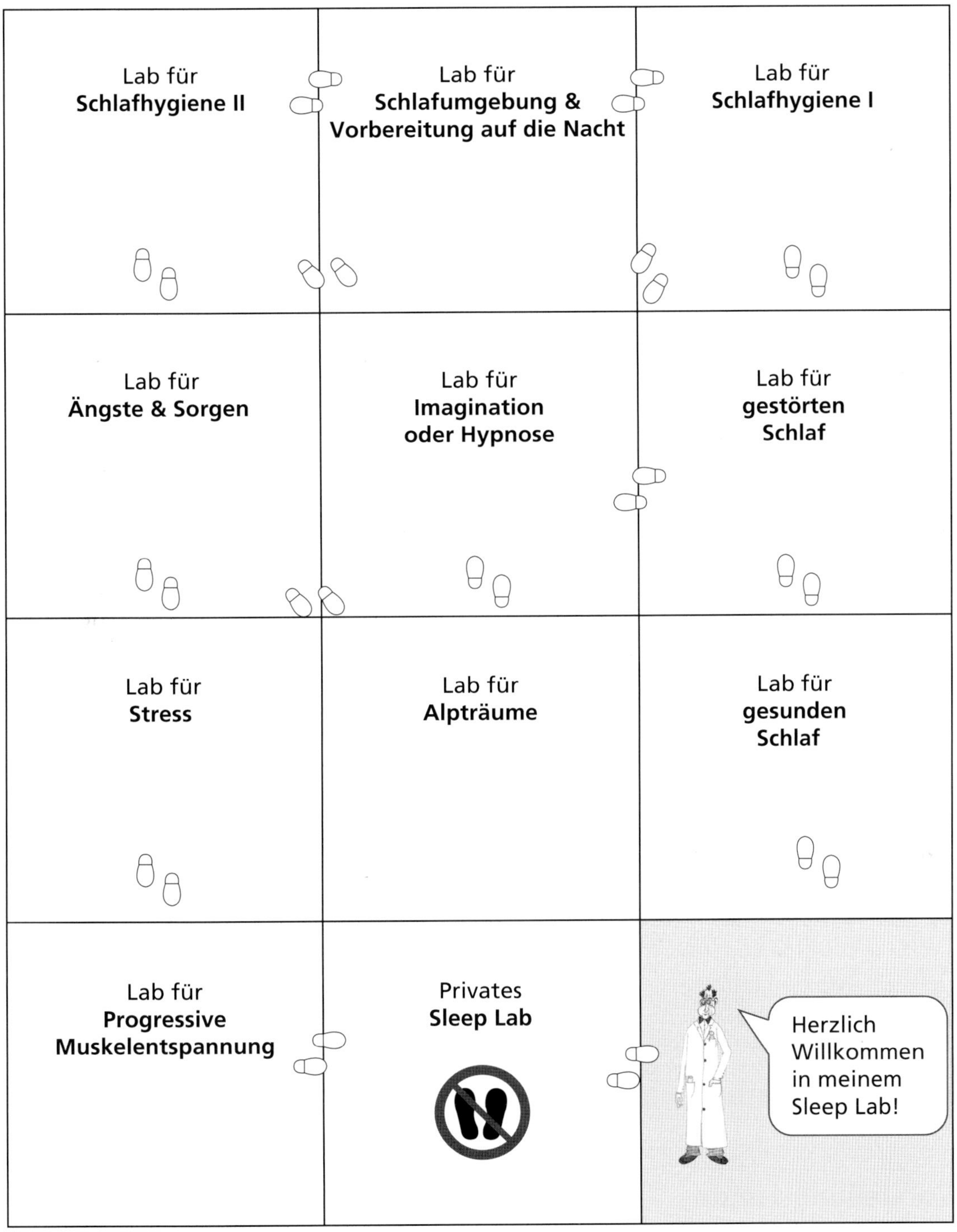

Sleep Lab Grafik zeigen

Therapeuten

Wie ihr auf der Grafik sehen könnt, wartet am Eingang des Sleep Labs der »Sleep Doc«. Er wird euch durch die einzelnen Labs begleiten. Doch dazu später mehr, denn der Sleep Doc wird sich noch selbst bei euch vorstellen. Wie ihr hier erkennen könnt, gibt es recht verschiedene Labore.

Die ersten beiden, die wir heute besichtigen wollen, handeln allgemein vom Schlafverhalten, also was der Sleep Doc bisher herausgefunden hat, wie genau gesunder Schlaf aussieht und warum wir überhaupt schlafen.

Im Lab für gestörten Schlaf wollen wir, wie das Wort schon sagt, die Probleme unter die Lupe nehmen, die beim Schlafen auftreten können.

Danach geht es weiter in das Lab für Hypnose, das im Vergleich zu den ersten beiden Labs schon eine Lösungsstrategie für eure Schlafprobleme bereithält. Wir werden im Laufe des Trainings immer wieder in dieses Lab zurückkehren, um euch dort verschiedene Hypnosen vorzustellen.

In den kommenden Sitzungen werden wir dann die Labs für Schlafhygiene I und II sowie das Lab für Schlafumgebung und Vorbereitung auf die Nacht besuchen. Hier wird es vorrangig darum gehen, dass der Sleep Doc uns die Ergebnisse der langjährigen Forschung vorstellen will. Das heißt, hier erklärt euch der Sleep Doc, wie ihr euer Verhalten und eure Schlafumgebung ändern könnt, so dass eure Schlafprobleme geringer werden oder sogar ganz verschwinden.

Gegen Ende des Trainings werden wir die Labs für Ängste, Sorgen und Stress besuchen. Hier werden weitere Strategien besprochen, wie man mit Ängsten, Sorgen und Stress umgehen kann, so dass diese den Schlaf nicht mehr beeinträchtigen. Eine Strategie, die dabei besprochen wird, ist die Progressive Muskelentspannung, die dann im vorletzten Lab vorgestellt wird. Das letzte Lab ist, wie ihr sehen könnt, euer privates Sleep Lab. Es wird bei jedem von euch anders aussehen, weil jeder von euch das persönliche Sleep Lab mit den Strategien einrichtet, die für euch am besten sind.

Wenn es keine Fragen mehr zum Ablauf gibt, dann werden wir jetzt mit einer Vorstellungsrunde beginnen, damit ihr euch besser kennenlernt.

In einer ersten Runde wollen wir zunächst unsere Namen kennenlernen. Bestimmt kennt ihr alle das Spiel »Ich packe meinen Koffer«. Wir packen allerdings keine Dinge, sondern Namen ein. Hierfür überlegt sich jeder eine Tätigkeit, die mit dem Anfangsbuchstaben seines Namens anfängt, z. B. die »jubelnde Jule«. Wenn jemand an der Reihe ist, dann darf er diese Tätigkeit und seinen Namen sagen und dann die Namen der Personen wiederholen, die vor ihm dran waren. Ich fange einfach mal an:

Kennenlernkärtchen

1. Therapeut fängt an, der 2. Therapeut sagt dann: Ich bin (Tätigkeit + 2. Therapeutenname) und mit mir in der Gruppe ist (Tätigkeit + 1. Therapeutenname) ...

Nachdem wir jetzt eure Namen kennen, wollen wir noch ein wenig mehr über euch erfahren. Deshalb haben wir vier Kennenlernkärtchen vorbereitet.

Vorstellungsrunde

Therapeuten

Kennenlernkärtchen zeigen

Zeigen Sie die Kennenlernkärtchen mit den Symbolen.

> Die erste Karte steht für das Alter und die Klasse, in die die Jugendlichen gehen.

Die zweite Karte steht für etwas, was sie sehr gerne machen (Hobby).

Die dritte Karte steht für etwas, was sie überhaupt nicht gerne machen.

Die vierte Karte steht für ihre Schlafprobleme. Sie sollen einfach kurz erzählen, wo es bei ihnen mit dem Schlafen schwierig ist.

Überblick und Ziele des Trainings

Therapeuten

Im Verlauf unseres Trainings wollen wir, wie bereits schon erwähnt, gemeinsam den Schlaf erforschen. Dabei werdet ihr zu Experten für euren eigenen Schlaf werden. Ihr werdet lernen, was man für einen guten Schlaf tun kann und wie man am besten mit Schlafproblemen umgehen kann. Dabei werden wir von unserem Sleep Doc unterstützt, der sich jetzt gerne bei euch vorstellen möchte:

Stellen Sie den Sleep Doc mithilfe von Perspektivenwechsel vor: Das ist der Sleep Doc. Er wird euch das Wissen, was er sich in jahrelanger Forschung angeeignet hat, weitergeben usw.

»Sleep Lab«, »Laborordnung«, »Laborvertrag«

Hallo, nachdem ihr euch jetzt vorgestellt habt, möchte ich das auch tun. Mein Name ist Paul Paulsen und ich bin Schlafforscher. Wisst ihr eigentlich, warum ich das geworden bin? Das war nämlich so, dass ich als Jugendlicher eine jüngere Schwester hatte, die immer nicht einschlafen konnte. Und wenn sie dann so lange abends wach war und auf den Schlaf gewartet hat, ist sie oft zu mir rübergekommen und hat mich gebeten, dass ich irgendetwas tun soll, damit sie doch einschläft. Manchmal habe ich ihr dann von meinem Tag erzählt oder einfach eine Geschichte erfunden. Das hat oft geholfen – manchmal hat sie sich aber auch große Sorgen wegen der Schule oder ihren Freundinnen gemacht und dann ging gar nichts mehr. Daher bin ich Schlafforscher geworden. Ich wollte verstehen, wie das mit dem Schlafen ist und herausfinden, was man tun kann, um besser zu schlafen. Ich werde euch das Wissen, das ich mir in jahrelanger Forschungsarbeit angeeignet habe weitergeben.

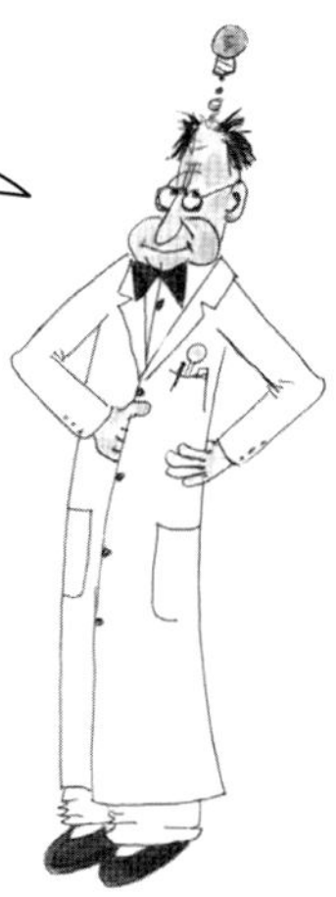

Sleep Lab vorstellen

Therapeuten

Unser Sleep Doc möchte euch also einladen, mit ihm zusammen sein Sleep Lab zu erkunden. Schritt für Schritt werden wir so die einzelnen Teile seines Sleep Labs erforschen. Auf diese Weise werdet ihr im Verlauf des Trainings zu »Experten für euren eigenen Schlaf«. Am Ende des Trainings werdet ihr dann als Schlafexperten euer eigenes Sleep Lab eröffnen können.

So, dann gehen wir mal in Richtung Sleep Lab. Das ist ganz schön vielseitig und manche haben das Gefühl, es ist ein wenig wie ein Labyrinth. Darum hat es auch den Namen: Sleep Lab!
Bei uns Forschern ist es nun so, dass wir viel Zeit in unserem Labor verbringen. Dadurch komme ich nur selten raus. Ihr seid ja die meiste Zeit außerhalb des Labors und wisst über euren eigenen Schlaf am besten Bescheid. Deshalb möchte ich mit Alltags-Experten, wie ihr es seid, zusammen arbeiten, damit ich meine Forschung auch auf den Alltag übertragen kann. Wenn wir uns also gemeinsam auf den Weg machen, sind wir ein **ideales Team**, um Strategien und Hilfsmittel für einen **guten Schlaf** zu entdecken!
Bevor wir jedoch nun weitermachen, möchte ich euch die **Laborordnung** vorstellen. Denn damit wir in unserer Forschergruppe gut zusammenarbeiten können, ist es wichtig, dass sich alle mit den Regeln unseres Sleep Labs einverstanden erklären und diese einhalten.

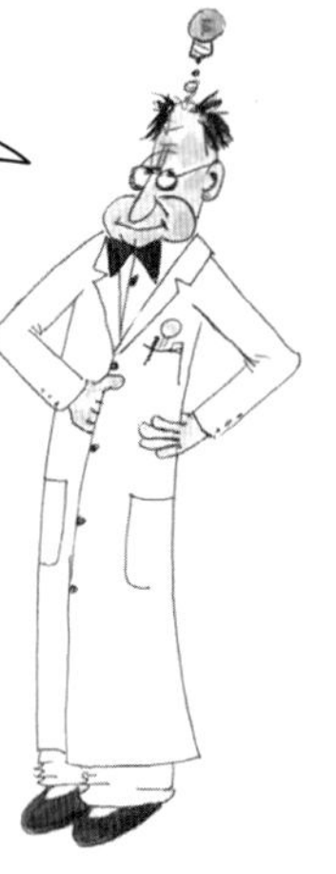

Laborordnung zeigen und vorstellen

Laborordnung vorstellen

Therapeuten

PSSST!

Schweigepflicht
Alle persönlichen Dinge, die wir hier in unserer Forschergruppe besprechen werden, bleiben in der Gruppe. Das heißt, dass wir uns gegenseitig versprechen wollen, dass wir keine persönlichen Informationen an Personen weitererzählen, die nicht an dem Training teilnehmen.

Pünktlichkeit
Damit wir gut miteinander arbeiten können, ist es wichtig, dass wir alle immer pünktlich kommen. Dann können wir gemeinsam anfangen und müssen nicht aufeinander warten.

Sich gegenseitig zuhören
Uns ist es auch wichtig, dass wir uns gegenseitig zuhören. Jeder von euch weiß Dinge, die für die anderen Gruppenteilnehmer wichtig sind oder hat wichtige Fragen.

!

Recht auf eigene Meinung
Oft gibt es Dinge, bei denen verschiedene Leute verschiedene Meinungen haben und es nicht »die eine« richtige Ansicht gibt. Deshalb wollen wir uns gegenseitig ein Recht auf eine eigene Meinung zugestehen.

?

Fragen haben Vorrang
Generell gilt: Fragen haben Vorrang. Wenn ihr also etwas aus dem Training nicht verstanden habt oder euch sonst etwas beschäftigt, dann fragt bitte.

Wie bei jedem Arbeitsverhältnis gibt es auch hier einen Arbeitsvertrag. Das bedeutet, dass jeder von uns das Training ernst nimmt und gut mitarbeitet.

Der Therapeut unterschreibt die Verträge in den Jugendmanualen.
Alle Gruppenteilnehmer unterschreiben einen großen Vertrag, den der Therapeut behält.

Laborvertrag

Laborvertrag

Zwischen

____________________ **und** Prof. Paul Paulsen
(Jugendlicher)

Wir treffen uns zu fünf Sitzungen.

Ich verspreche …

- zu allen Treffen pünktlich zu kommen
- die Laborordnung einzuhalten
- mein Schlaftagebuch immer auszufüllen und mitzubringen
- meine Übungen regelmäßig zuhause zu machen

Ich verspreche …

- zu allen Treffen pünktlich da zu sein
- die Laborordnung einzuhalten
- dir so gut es geht zu helfen, so dass du wieder besser schläfst
- zu versuchen alle deine Fragen zu beantworten

____
Ort, Datum

____
Unterschrift

Prof. Paul Paulsen
Unterschrift

Sitzung 1

Das Punktesystem

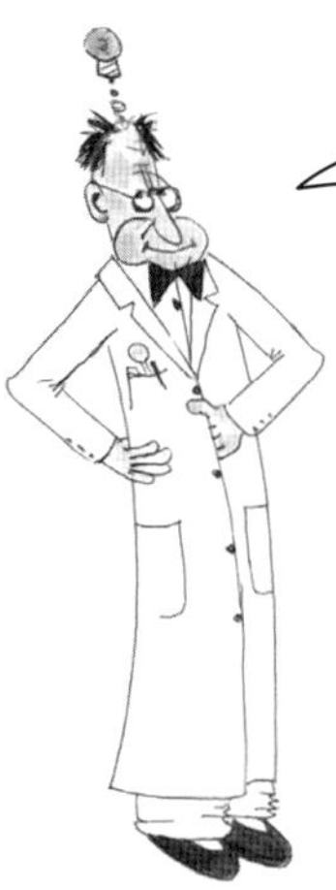

Nun, wenn ihr hier gut mitarbeitet, dann werdet ihr zu einem immer größeren Experten und bekommt Forscherpunkte. Am Ende dieses Trainings könnt ihr je nach eurer ganz persönlichen Forschungsleistung die folgenden Titel erlangen: **Hilfswissenschaftler, Doktor oder Professor**. Der Titel Hilfswissenschaftler ist relativ leicht zu erreichen, weshalb ihr euch dafür eine kleinere Belohnung aussuchen solltet. Für den Doktortitel müsst ihr schon mehr Forschungsleistung erbringen, die Belohnung hierfür sollte also auch etwas größer sein. Der Titel Professor wird nur vergeben, wenn ihr wirklich außerordentlich viel gearbeitet habt. Für diese Stufe solltet ihr euch deshalb eine richtig gute Belohnung ausdenken.

Therapeuten

Bis zum nächsten Mal solltet ihr euch eine Belohnung für jede Stufe aussuchen. Denn wenn man etwas Schönes hat, mit dem man sich für eine Sache belohnen möchte, dann fällt es einem viel leichter, diese Dinge umzusetzen. Außerdem führen Belohnungen dazu, dass man zukünftig die Dinge, für die man sich schon mal in der Vergangenheit belohnt hat, eher und vor allem auch lieber macht.

Falls ihr für eure Belohnung die Hilfe eurer Eltern benötigt oder es sich um etwas Größeres handelt, solltet ihr dies natürlich zuerst mit ihnen absprechen.

Professor	→	Große Belohnung
Doktor	→	Mittlere Belohnung
Hilfswissenschaftler	→	Kleine Belohnung

Welche Expertenstufe die Jugendlichen erreichen, hängt davon ab, wie viele Punkte sie im Training sammeln. Punkte gibt es für Hausaufgaben, für die Mitarbeit in der Trainingsstunde und für das Schlafquiz »Wer wird Schlafonär?« am Ende des Trainings. Während die Jugendlichen das Sleep Lab durchlaufen, können sie 64 Punkte sammeln. Beim Schlafquiz »Wer wird Schlafonär?« in der letzten Stunde können sie noch 7 Extrapunkte sammeln, die dann zu den bisherigen Punkten hinzugezählt werden. Der Titel Hilfswissenschaftler wird ab 36 Punkten vergeben, der Doktortitel ab 50 Punkten und der Titel Professor ab 63 Punkten.

ab 63 Punkte	→	Professor
ab 50 Punkte	→	Doktor
ab 36 Punkte	→	Hilfswissenschaftler

Wie viele Punkte die Jugendlichen wofür bekommen, wird bei jeder Hausaufgabe erklärt.

Belohnungssystem JuSt

Therapeuten

Zur Information für die Therapeuten zum Aufbau des Belohnungssystems bei JuSt:

Was	Mögliche Punkte
Sitzung 1	
Imaginationsübung: Schlafbaum	1 Punkt pro 1 x üben: 7 pro Woche
Sitzung 2	
Imaginationsübung Selbsthypnose	7 pro Woche (s. o.)
Schlafhygieneregeln	4 Schlafhygieneregeln sollen ausgesucht werden, die NEU für den Jugendlichen sind. Dafür gibt es: für den Versuch (bis 4 x pro Woche): 4 x 1 Punkt für **erfolgreichen** Versuch (= ab 5 x pro Woche erfolgreich umgesetzt):4 x 2 Punkte + evtl. 1 Sonderpunkt für Schweinehundgewinn
Sitzung 3	
Imaginationsübung: Red Balloon	7 pro Woche (s. o.)

Was	Mögliche Punkte
Schlafhygieneregeln	4 Schlafhygieneregeln sollen ausgesucht werden, die NEU für den Jugendlichen sind. Diese können die Punkte aus der vorigen Sitzung sein oder aber auch neue. Dafür gibt es: für den Versuch (bis 4 x pro Woche): 4 x 1 Punkt für **erfolgreichen** Versuch (= ab 5 x pro Woche erfolgreich umgesetzt): 4 x 2 Punkte + evtl. 1 Sonderpunkt für Schweinehundgewinn
Schlafumgebung	2 + 1 Sonderpunkt für Einsteinidee
Zubettgehritual	2
Sitzung 4	
Imaginationsübung: Kugel	7 pro Woche (s. o.)
Schlafhygieneregeln	4 Schlafhygieneregeln sollen ausgesucht werden, die NEU für den Jugendlichen sind. Diese können die Punkte aus der vorigen Sitzung sein oder aber auch neue. Dafür gibt es: für den Versuch (bis 4 x pro Woche): 4 x 1 Punkt für **erfolgreichen** Versuch (= ab 5 x pro Woche erfolgreich umgesetzt): 4 x 2 Punkte + evtl. 1 Sonderpunkt für Schweinehundgewinn
Privates Kopfkino	1
Grübelzeit/Grübelort/Sorgenkiste	1
Sonnige Gedanken	1
Lieblingsbild	1
Sitzung 5	
	Keine Punkte, da Trainingsende
GESAMT	
Gesamt ohne Sonderpunkte	**60 Punkte**
Sonderpunkte	**4 Punkte**
»Wer wird Schlafonär?«	**7 Punkte**

Therapeuten

Das Belohnungssystem ist auf eine Trainingsdauer von fünf Wochen mit je sieben Tagen zwischen den einzelnen Sitzungen ausgelegt. Die Elternsitzung ist in derselben Woche wie die 3. Jugendlichensitzung (z. B. Eltern am Montag und Jugendliche donnerstags). Bei kürzeren oder längeren Abständen zwischen den einzelnen Sitzungen muss das System entsprechend angepasst werden (Punkte für Hypnose bzw. PME). Falls aufgrund der Elternsitzung zwischen Jugendlichensitzung 2 und 3 insgesamt zwei Wochen liegen, dann werden die Punkte aus Sitzung 2 für zwei Wochen errechnet (Hypnose und Schlafhygieneregeln).

Jugendliche

Wusstest du schon…
… wenn du dich für ein bestimmtes Verhalten belohnst, wird es dir in Zukunft leichter fallen, dich wieder so zu verhalten.

Sitzung 1 – Inhaltlicher Einstieg

1.1 Sleep Lab für gesunden Schlaf

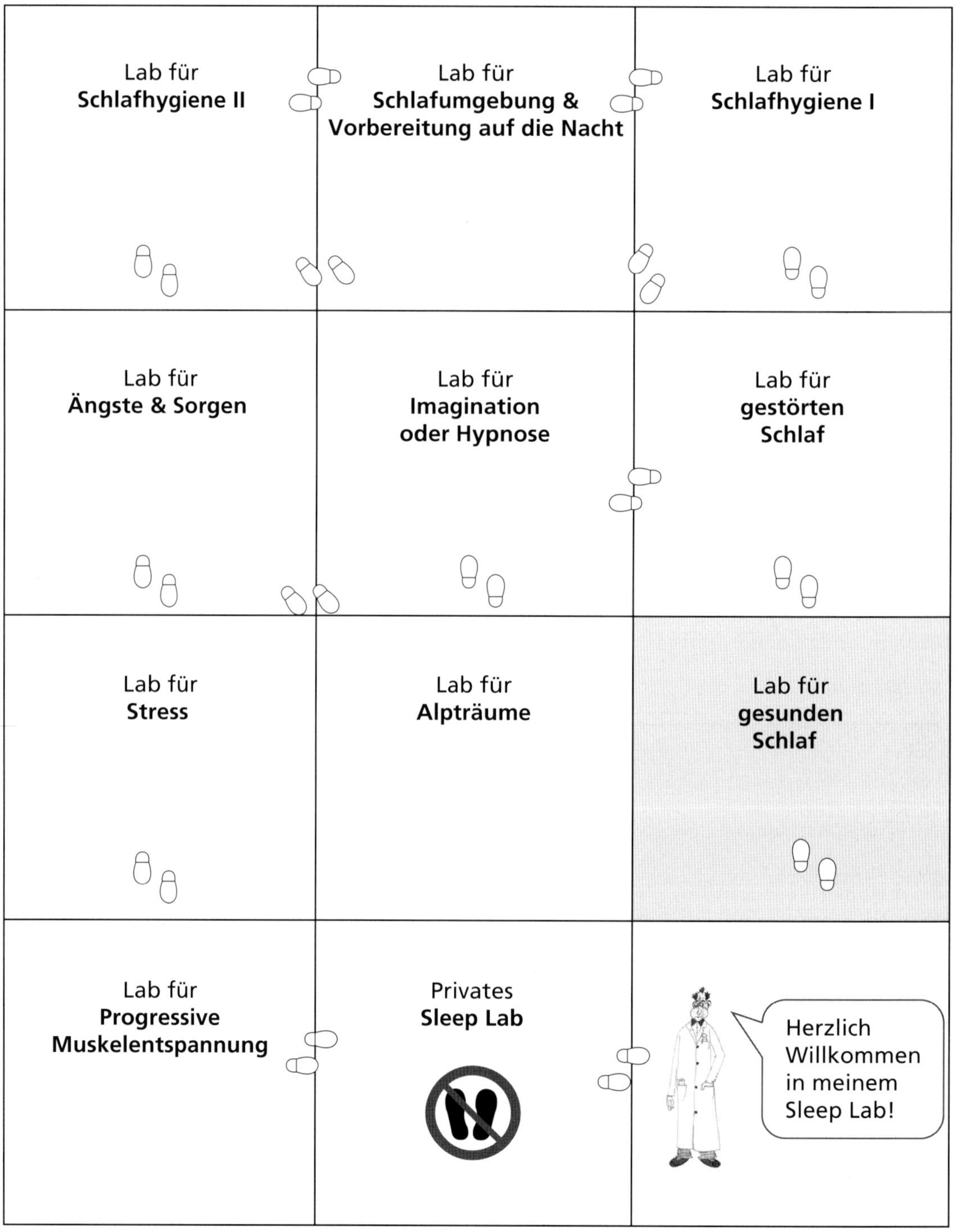

Therapeuten

Ziel:
Den Jugendlichen sollen in diesem Teil der ersten Sitzung Kenntnisse über problemlosen Schlaf vermittelt werden, so dass die Jugendlichen zukünftig besser erkennen können, welche Schlafverhaltensweisen als »gesund« anzusehen sind. Die Jugendlichen haben häufig falsche Vorstellungen über »gutes« Schlafverhalten (z. B. die Schlafdauer).

Heute geht es gemeinsam mit dem Sleep Doc durch das Sleep Lab für gesunden Schlaf. Dabei sollen die Jugendlichen entdecken, was die Wissenschaft schon so alles über den Schlaf herausgefunden hat.

Grafik »Sleep Lab« zeigen

1.1.1 Was passiert im Körper, während man schläft?

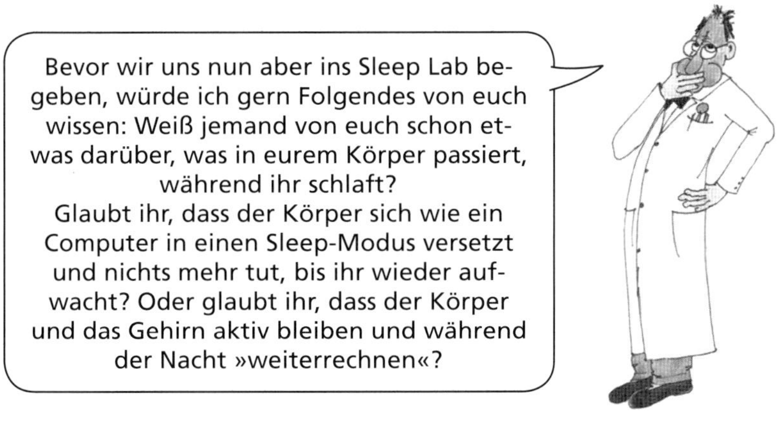

[Kurz Ideen sammeln. Was passiert im Körper während man schläft?]

Therapeuten

Dieser Frage sind die Schlafforscher mittlerweile mithilfe moderner Technik nachgegangen. Dabei haben sie herausgefunden, dass im Gehirn nachts ganz schön viel passiert. Das Gehirn ist beim Schlafen immer wieder mit etwas Anderem beschäftigt, da es verschiedene Schlafphasen durchläuft. Die wichtigsten Schlafphasen sind:

Non-REM-Schlaf/ruhiger Schlaf

REM-Schlaf/Traumschlaf

→ REM steht dabei für die Abkürzung des englischen Begriffs Rrapid Eye Movement und bedeutet, dass in dieser Phase rasche Augenbewegungen vorkommen.

Auf Arbeitsblatt 1 mit Gehirn, Augenbewegungen und Muskeln im REM- und Non-REM-Schlaf verweisen bzw. austeilen.

Auf dem Arbeitsblatt 1 könnt ihr in Stichworten festhalten, was ihr jetzt über die verschiedenen Schlafphasen erfahren werdet. Achtet dabei darauf, auf der linken Seite die Dinge über den Non-REM-Schlaf und auf der rechten Seite die Dinge über den REM-Schlaf festzuhalten.

Schlafphasen

Sitzung 1

Arbeitsblatt 1: Die wichtigsten Schlafphasen

Arbeitsblatt 1
Jugendlichen- und Elternmanual S. 18

Hirn/Auge/Muskel
Non-REM-Schlaf

Non-REM-Schlaf/ Ruhiger Schlaf	REM-Schlaf Traumschlaf

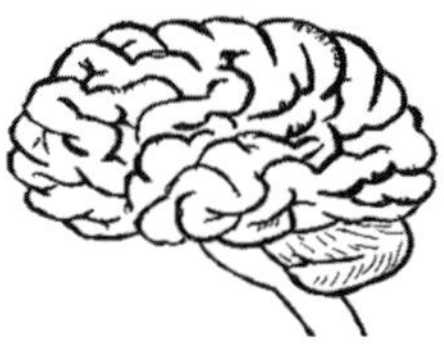

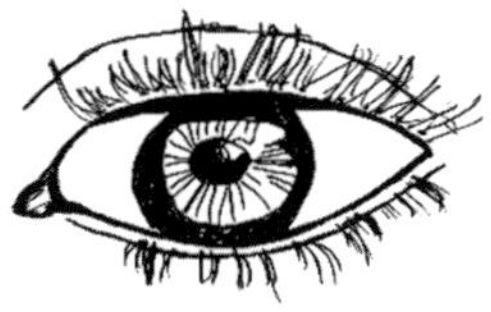

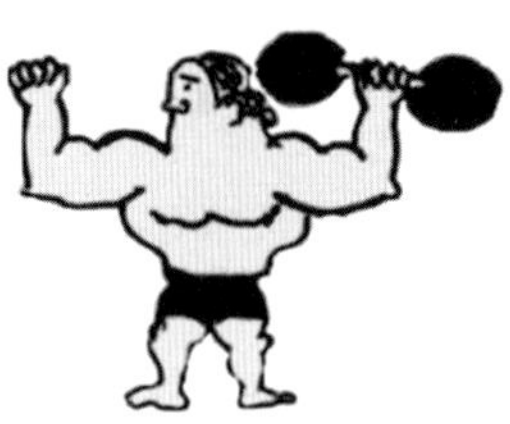

1) Der Non-REM-Schlaf/ruhige Schlaf

Non-REM-Schlaf/
ruhiger Schlaf

Wenn man sich im **Non-REM-Schlaf** befindet, schläft man relativ ruhig und das Gehirn und der Körper erholen sich. In diesem Stadium träumt man zwar, allerdings nicht sehr viel.

Der Non-REM-Schlaf wird auch **ruhiger Schlaf** genannt und besteht aus drei Teilen (Stadien), wobei man vom Wachzustand (Stadium I) immer tiefer in den Schlaf fällt, bis man im Tiefschlaf (Stadium III) angekommen ist. Dabei werden das Gehirn und der Körper immer ruhiger und arbeiten weniger: So sinkt z. B. die Gehirnaktivität, die Augenbewegungen werden langsamer und die Muskeln im Körper entspannen sich.

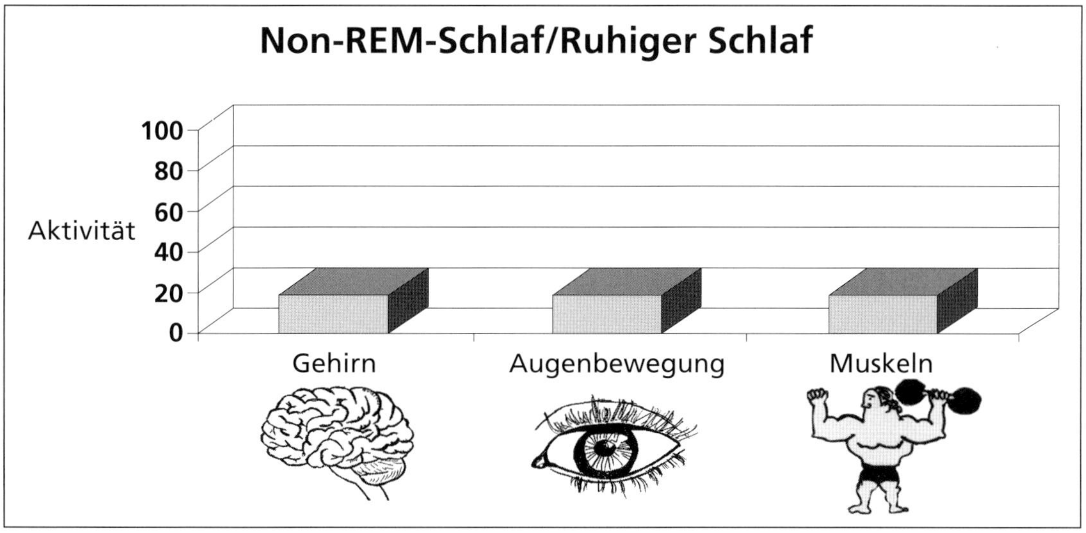

Grafik zeigen

Abb. 1: Non-REM-Schlaf/ruhiger Schlaf

2) Der REM-Schlaf/Traumschlaf

REM-Schlaf/Traum-Schlaf

Die andere Phase wird **REM**- bzw. **Traum-Schlaf** genannt. REM steht dabei für die Abkürzung des englischen Ausdrucks rapid eye movement und bedeutet, dass in dieser Phase schnelle Augenbewegungen vorkommen. Wie der Name »Traum-Schlaf« schon verrät, träumt man in dieser Phase stark und sehr viel (ca. 80 % unserer Träume finden in dieser Phase statt). Das Gehirn ist hier fast so aktiv wie im Wachzustand! Die Atmung ist unregelmäßig und die Muskelspannung nimmt so stark ab, dass man sich fast nicht mehr bewegen kann.

Therapeuten

Hat jemand eine Idee, warum die Muskelspannung hier so stark abnimmt?

Das ist, damit man sich nicht weh tut oder aus dem Bett springt, wenn man z. B. gerade träumt, im Schwimmbad vom 10-Meter-Brett zu springen!

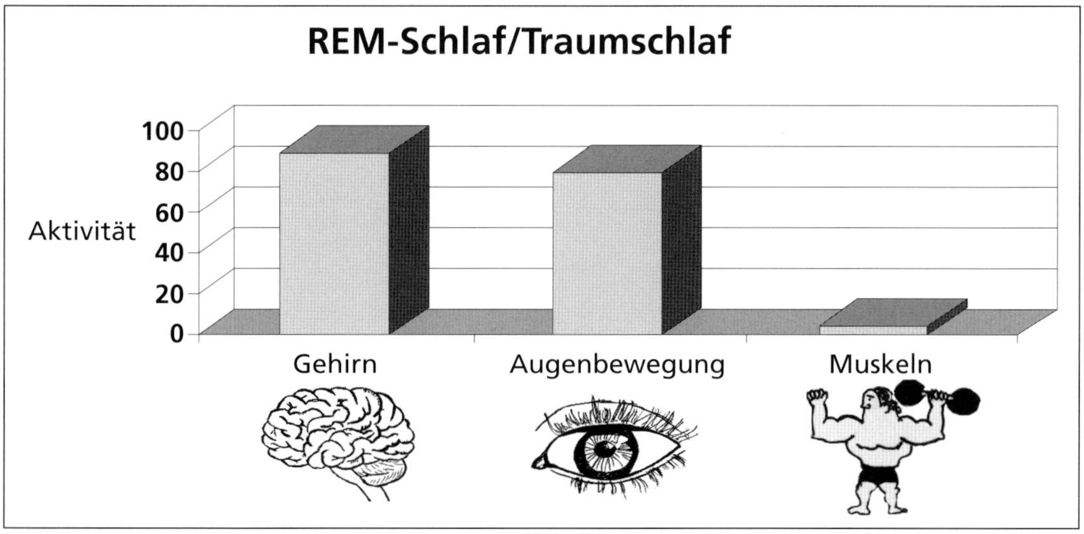

Grafik zeigen

Abb. 2: REM-Schlaf/Traumschlaf

Therapeuten

Vergleich ruhiger Schlaf/Traumschlaf:

Grafik »Vgl. REM-/ Non-REM« zeigen

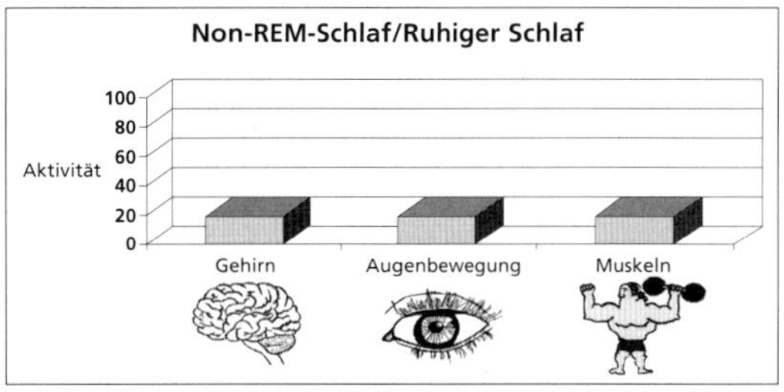

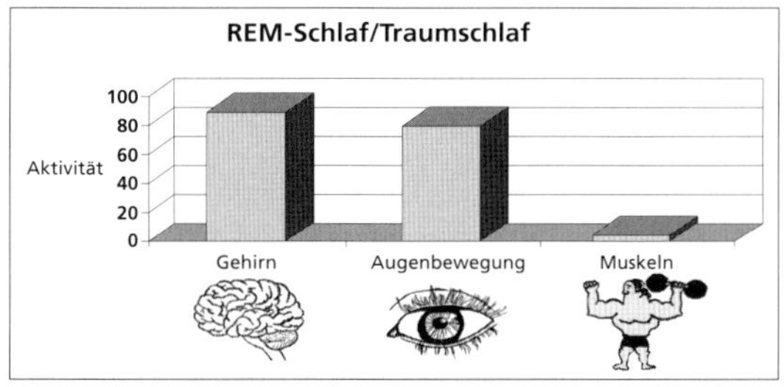

Aber das ist noch nicht alles, denn zusammen ergeben der ruhige Schlaf und der Traum-Schlaf einen »Schlafzyklus«: Auf dem Schaubild seht ihr, wie man vom Wachzustand langsam einschläft (Stadium I) und immer tiefer in den Schlaf fällt (Stadium II), bis man im Tiefschlaf (Stadium III) angekommen ist. Dann taucht man wieder langsam aus dem Tiefschlaf auf und kommt in den Traum-Schlaf (REM-Stadium).

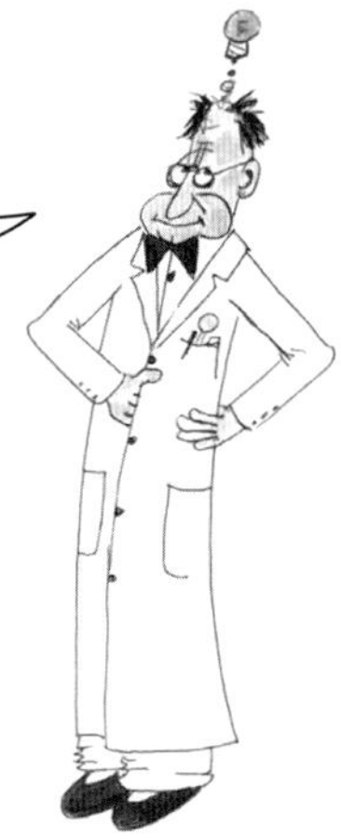

Grafik zeigen

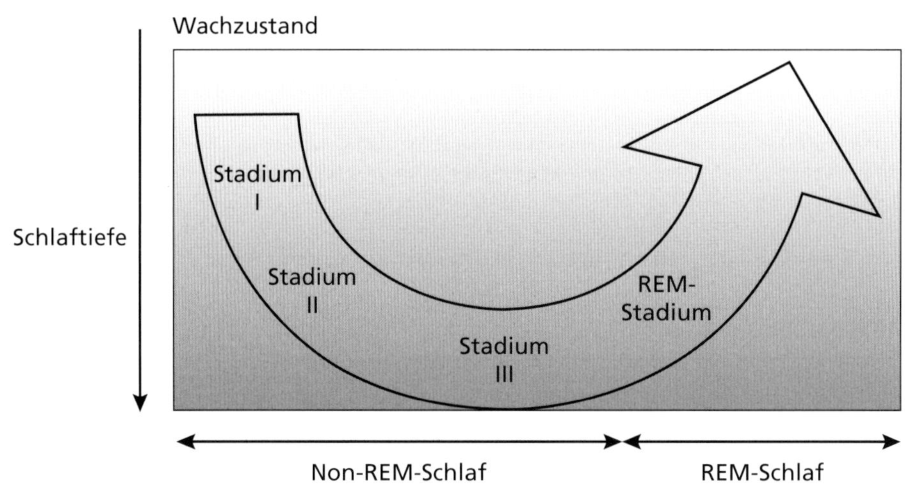

Abb. 3: Schematische Darstellung eines Schlafzyklus

Jeder Schlafzyklus dauert ca. 90–110 Minuten. In einer Nacht durchlauft ihr diesen Schlafzyklus ca. vier- bis sechsmal. Ihr könnt euch euren Schlaf also als eine Art Wellenbewegung vorstellen oder ihn mit einem Wal vergleichen, der an der Wasseroberfläche Luft holt und dann langsam ganz tief ins Meer abtaucht Tiefer und tiefer. Und dieser Wal schwimmt da unten und kann dahingleiten im Meer. Tief und tiefer. Während er dann wieder langsam nach oben, um Luft zu holen, nur um sogleich wieder abzutauchen. Der Wal – unser Schlaf – bahnt sich also in einer wellenförmigen Bewegung seinen Weg durchs Wasser. Stellt Euch bitte jeden Abend dieses Bild vor. Dieses Bild kann euch gut helfen besser ein- und durchtzschlafen. Auf dieses Bild kommen wir noch einmal später im Training zu sprechen.

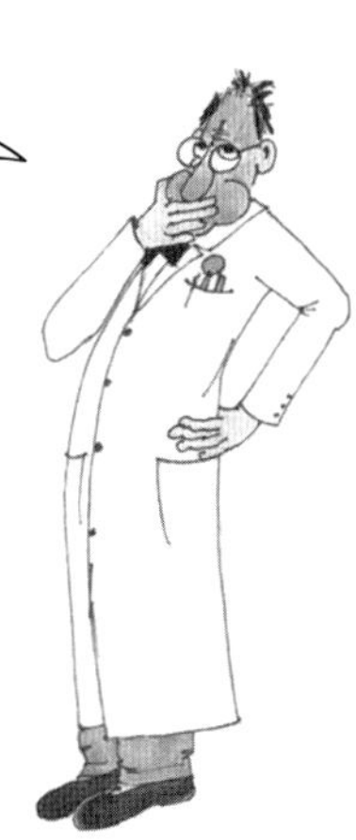

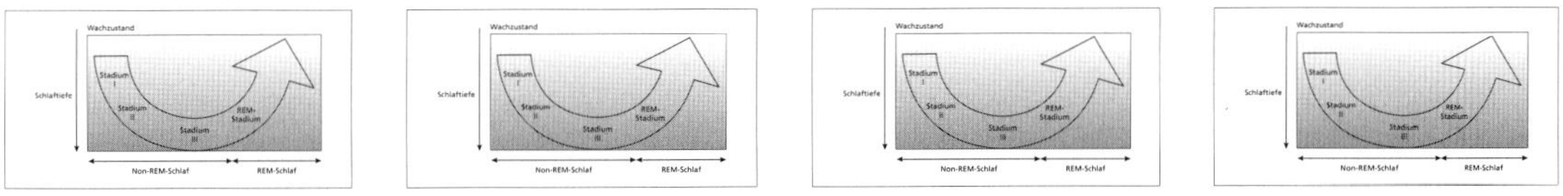

Grafik »Schematische Darstellung des Schlafzyklus« zeigen

Therapeuten

Diese Schlafzyklen laufen bei jedem einzelnen von euch immer gleich ab. Zwischen euch gibt es aber kleinere oder größere Unterschiede, d. h., wenn ihr jeweils eure Schlafzyklen ein paar Nächte lang beobachten würdet, dann könntet ihr sehen, dass sie immer gleich aussehen. Wenn ihr eure Schlafzyklen untereinander vergleichen würdet, dann würdet ihr kleine oder auch größere Unterschiede finden.

Der Schlafzyklus läuft also bei jedem Individuum gleich ab. Gilt das auch für das ganze Leben? Oder verändert sich der Schlaf im Verlauf des Lebens?

Welche möglichen Veränderungen fallen den Jugendlichen ein?

1.1.2 Läuft der Schlaf lebenslang nach demselben Muster ab?

Schlaf über die Lebensspanne

Therapeuten

Ziel:
Den Jugendlichen soll das Wissen vermittelt werden, wie lange Jugendliche im DURCHSCHNITT schlafen bzw. dass ihr Schlaf schon sehr dem Schlaf eines Erwachsenen ähnelt. Hier gibt es häufig Fehleinschätzungen aufseiten der Jugendlichen.

Vorgehen:
Die Therapeuten legen die Zeitenkärtchen der Reihe nach auf dem Boden aus.

Die Jugendlichen ziehen jeweils eine Karte (Erwachsener, Jugendlicher, Baby, ...) und sollen diese anschließend zu der Schlafdauer legen, von der sie annehmen, dass sie für die Person auf ihrer Karte angemessen ist.

Bild- und Stundenkärtchen

Die Jugendlichen sollen einschätzen, wie viele Stunden Schlaf pro Nacht ein durchschnittlicher Jugendlicher ihrer Meinung nach braucht. Glauben sie, dass es Unterschiede im Schlafbedarf gibt?

Therapeuten

Grafik mit Lösung danach präsentieren:

Grafik mit Lösung zeigen

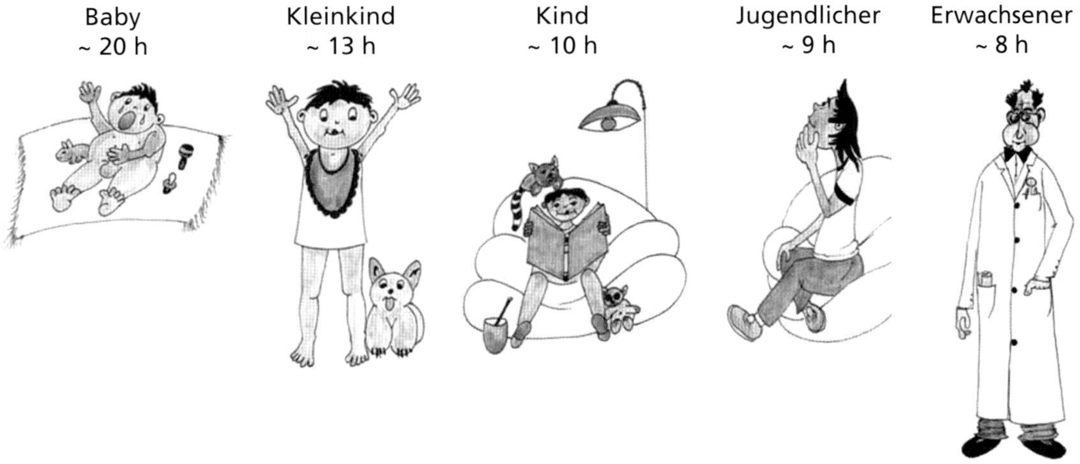
Baby
~ 20 h
Kleinkind
~ 13 h
Kind
~ 10 h
Jugendlicher
~ 9 h
Erwachsener
~ 8 h

Sitzung 1

Hier ist zu sehen, dass sich der Schlaf über das gesamte Leben hinweg verändert. Während man als Baby zwischen 16 und 20 Stunden pro Tag geschlafen hat, hat sich die Schlafdauer als Kind wahrscheinlich auf ca. 10 Stunden reduziert.

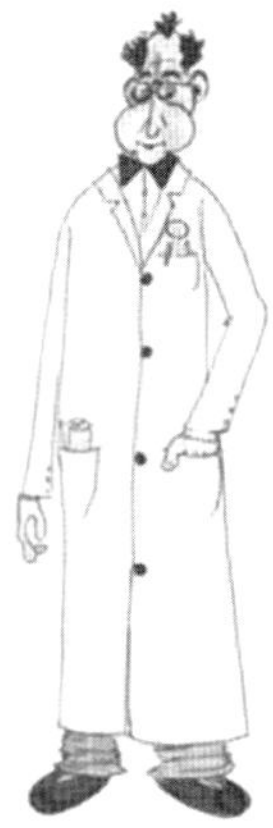

Therapeuten

Anmerkung: Die Schlafdauer kann interindividuell zwischen 6,5 und 11 Stunden schwanken.

Optional zur kleinen Auflockerung zwischendurch:
Als kleine Pause haben wir ein kleines Rate-Quiz für euch vorbereitet: Wir wissen ja jetzt ungefähr, wie viele Stunden Schlaf der Mensch benötigt. Aber wie sieht es in der Tierwelt aus? Ratet mal, welches von den folgenden Tieren am meisten bzw. am wenigsten Schlaf braucht: Igel, Fruchtfliege, Kuh, Giraffe, Schwein. Was schätzt ihr, wie viele Stunden jedes dieser Tiere braucht?

Igel (20 h)
Fruchtfliege (10 h)
Schwein (8 h)
Kuh (4 h)
Giraffe (1,9 h)

Jugendliche

Wusstet ihr schon, dass …
… der Mensch teilweise bis zu 28-mal pro Nacht aufwacht? Das kurze Aufwachen stammt noch aus der Zeit, in der sich unsere Vorfahren während der Nacht immer wieder vergewissern mussten, dass ihnen keine Gefahr droht.

Jugendliche werden etwas später müde als noch in ihrer Kindheit. Daher ist es auch ganz normal, dass sie ein wenig später einschlafen als Kinder. Der Schlaf als Jugendlicher entspricht jetzt übrigens schon fast 100-prozentig dem Schlaf eines Erwachsenen!

1.1.3 Warum muss man eigentlich schlafen?

Therapeuten

Ziel:
Es sollen die Aufgaben des Schlafes aufgezeigt werden, und besprochen werden, warum Schlaf so wichtig ist.

Karten mit Aufgaben des Schlafs (Entwicklung, Informationsverarbeitung, ...) an die Jugendlichen austeilen und zu den Beschreibungen zuordnen lassen.

Vorgehen:
Jeder Mensch verschläft ca. ein Drittel seines Lebens. Wenn man bedenkt, dass es für die Menschen früher in der Steinzeit gefährlich war zu schlafen, muss es gute Gründe dafür geben, dass der Mensch so viel Schlaf braucht.

Kärtchen »Aufgaben Schlaf«

Was denkt ihr, warum müssen wir schlafen? Welche Funktionen übernimmt der Schlaf für unseren Körper und unser Gehirn?

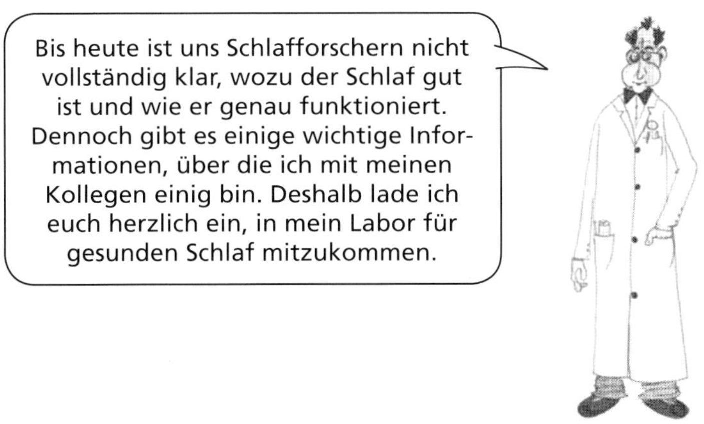

Aufgaben des Schlafs

Aufgaben des Schlafs

Während der ganzen Nacht passieren viele verschiedene und wichtige Dinge.

Anhand des Schaubilds aufzeigen, dass in jeder Phase der Nacht andere wichtige Prozesse ablaufen.

Grafik zeigen

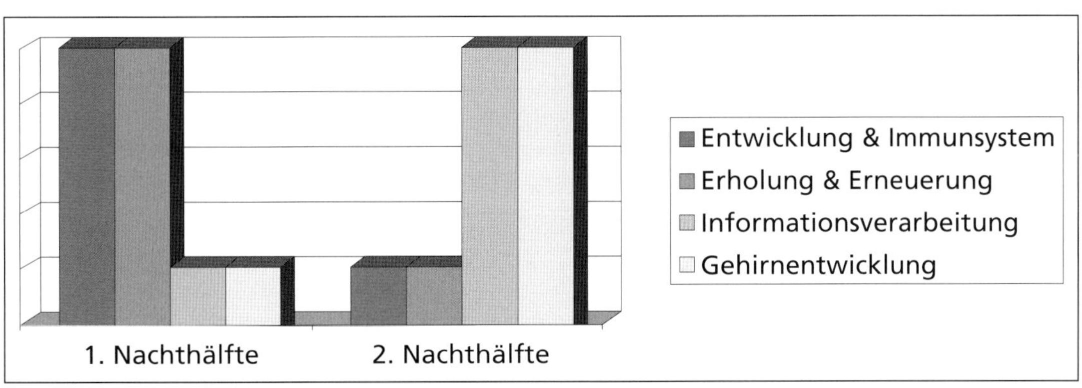

Abb. 4: Aufgaben des Schlafs

Entwicklung und Immunsystem

Während des Schlafs werden im Körper Stoffe ausgeschüttet, die dafür sorgen, dass der Körper wachsen kann und gesund bleibt. Dies passiert vor allem in der ersten Nachthälfte. Zudem hilft der Schlaf den Jugendlichen, gesund zu bleiben.

Therapeuten

Nur im Schlaf kann der Körper Bakterien, Viren und Entzündungen bekämpfen und so sicherstellen, dass ihr fit und gesund bleibt.

Erholung und Erneuerung

Schlafen ist eine Kraftquelle für den Körper und das Gehirn. Der Körper erholt sich vor allem während des ruhigen Schlafs, also eher in der ersten Hälfte der Nacht.

Therapeuten

Es gibt Körperfunktionen, die sich nur im Schlafzustand erneuern können. Das unterscheidet den Schlaf vom bloßen Ausruhen.

Informationsverarbeitung

Besonders im Traum-Schlaf werden wichtige Informationen des Tages im Gehirnen geordnet und unwichtige Informationen gelöscht.

Therapeuten

So wird dann z. B. im Schlaf das, was ihr über den Tag gelernt habt, gespeichert. Vielleicht z. B. was man tun muss, damit man gut schlafen kann. Auch das lernt ihr gerade hier. Heute Nacht verarbeitet dann euer Gehirn das Ganze nochmals und sortiert all das, was ihr gelernt habt. Schlaft ihr einmal drüber, wisst ihr Morgen in der Regel mehr. Aber Achtung – man muss die Sachen vorher auch gelernt haben! Also nichts mit Vokabelheft unters Kopfkissen ohne zu lernen.

Auch ist es wichtig für euch, zu wissen, dass es nicht so schlimm ist, wenn ihr eine einzige schlechte Nacht vor einer Arbeit in der Schule habt. Auch wenn ihr dann müde seid, ist das kein Weltuntergang. Nur wenn ihr häufig schlecht schlaft, hat das einen Einfluss auf eure Lernleistung.

Gehirnentwicklung

Viele Experten nehmen an, dass der Traum-Schlaf an der Entwicklung des Gehirns beteiligt ist. Dafür spricht zum Beispiel, dass bei Babys, deren Gehirn sich ja noch stark entwickelt, der Traum-Schlaf ca. die Hälfte der Gesamtschlafdauer einnimmt.

Therapeuten

ggf. Getränke

Im Verlauf der Kindheit und Jugend nimmt der Traum-Schlaf ab, was dadurch zu erklären ist, dass das Gehirn eines Jugendlichen schon sehr weit entwickelt ist.

Ihr habt diese Informationen auch noch einmal in eurem Schlafmanual, so dass ihr das jederzeit nachlesen könnt.

Nachdem unser Sleep Doc uns einen Einblick in sein Labor für gesunden Schlaf gewährt hat, wollen wir mit ihm zusammen in das Labor für gestörten Schlaf gehen.

Davor haben wir uns aber eine kleine **Pause** verdient.

Fünf Minuten Pause.

1.2 Sleep Lab für gestörten Schlaf

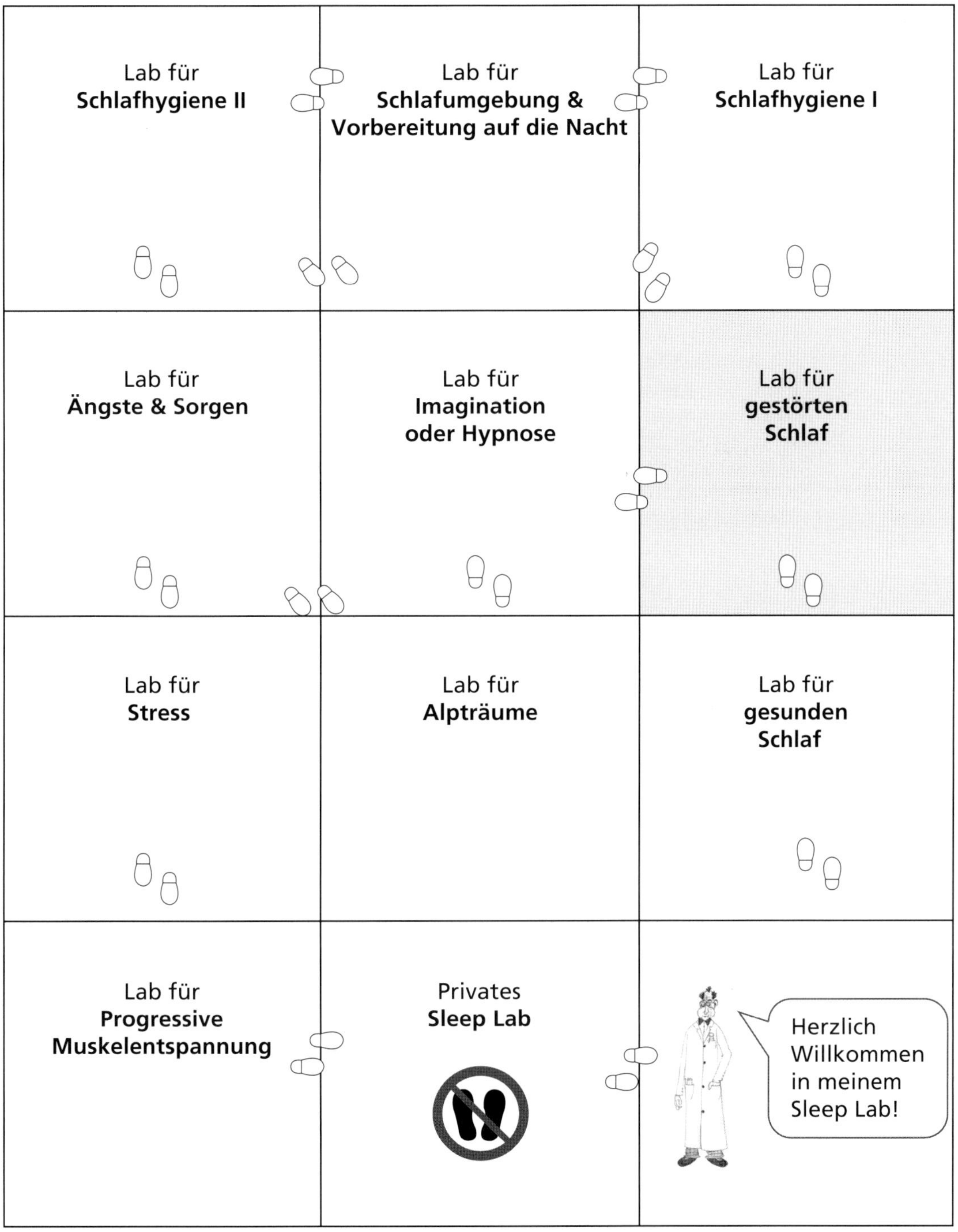

Therapeuten

Ziel:
In dem zweiten Teil der ersten Sitzung sollen Kenntnisse über die verschiedenen Schlafstörungen, Ursachen und Konsequenzen vermittelt werden. Dies dient zum einen dazu, den Jugendlichen zu vermitteln, wann das Schlafverhalten eine Krankheit darstellt und wodurch Schlafprobleme ausgelöst werden können. Zum anderen wird hier auch angesprochen, dass viele Menschen an Schlafstörungen leiden und dass die Jugendlichen nicht allein sind mit ihren Problemen.

Schlafstörungen

1.2.1 Welche Schlafstörungen gibt es?

Therapeuten

Vorgehen:
Die Störungsbilder sollen unter Einbeziehung der Jugendlichen und ihrer Diagnosen erklärt werden. Es ist sehr wichtig, die Jugendlichen dabei auf ihre eigene Problematik anzusprechen und darauf hinzuweisen, dass gerne Fragen gestellt werden können.

Jetzt werden wir mit euch die verschiedenen Schlafprobleme besprechen. Ihr könnt mir jederzeit Fragen stellen, wenn euch etwas nicht klar genug ist. Insgesamt gibt es viele verschieden Schlafstörungen. Sie alle haben eins gemeinsam: Der Schlaf der Betroffenen ist in irgendeiner Art und Weise gestört. Bei der Vorstellungsrunde haben wir ja schon voneinander gehört, unter welchen Schlafstörungssymptomen ihr leidet.

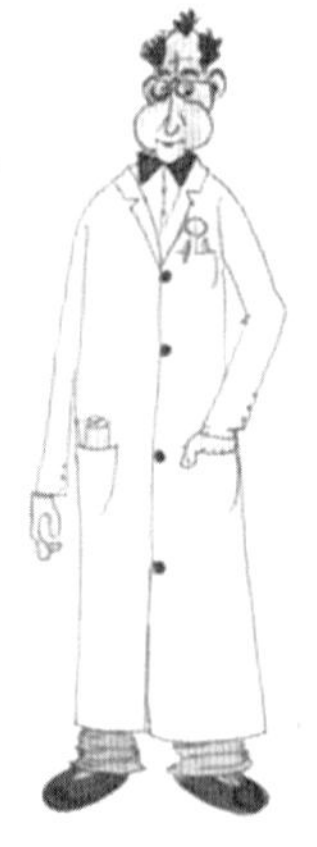

Schlafstörungen/-probleme zeigen

Diagnosen der Teilnehmer ansprechen

Therapeuten

Insomnien
Das sind die Schlafstörungen, die am häufigsten vorkommen. Wenn man unter einer Insomnie leidet, hat man Probleme ein- oder durchzuschlafen oder wacht morgens viel früher auf, als man eigentlich will. Meistens fühlen sich die Betroffenen dann nicht erholt, da die Qualität ihres Schlafes schlecht ist oder sie einfach nicht genug Schlaf bekommen. Teilweise haben sie Probleme, ihre Gedanken abzuschalten oder den Körper zu entspannen.

Schlafstörungen durch Dinge, die sich der Körper angewöhnt hat
Bei einigen Menschen ist es so, dass sie sich an bestimmte Dinge gewöhnen, die sie dann zum Einschlafen brauchen. Solche Einschlafbedingungen können beispielsweise die Eltern oder Geschwister sein, die in der Nähe sind, oder aber auch eine bestimmte Umgebung. Ohne diese Einschlafbedingungen fühlen sie sich dann alleine oder unwohl und können dadurch schlechter einschlafen.

Störung der zirkadianen Rhythmik
Es gibt Menschen, die eher Frühaufsteher sind, also Lerchen, und andere sind eher am Abend aktiv, also Eulen, was soweit ok ist. Aber wenn Personen z. B. erst sehr spät am Abend müde werden und dafür am Morgen länger schlafen wollen, kommt es manchmal zu dieser Störung. Da sie morgens früh aufstehen müssen, um zur Arbeit oder in die Schule zu gehen, bekommen sie nicht genug Schlaf und leiden daher unter ihrem Schlaf-Wach-Rhythmus. Könnten diese Menschen schlafen gehen und aufstehen, wann sie wollen, dann hätten sie keine Schlafstörungssymptome. Aber – so ist das bei Arbeit und Schule, sie beginnen am frühen Morgen.

Inadäquate Schlafhygiene
Es gibt Verhaltensweisen, die bei manchen Menschen den Schlaf stören. Das kann beispielsweise die Einnahme von Koffein sein, z. B. Kaffe trinken am Abend, unregelmäßige Zubettgehzeiten und vieles mehr.

Restless-Legs-Syndrom
Darunter versteht man das Syndrom der ruhelosen Beine, was vor allem in Zuständen der Ruhe/Entspannung auftritt. Der Betroffene hat dann unruhige Beine oder manchmal auch unruhige Arme, verspürt ein Ziehen, Spannen, Kribbeln und teilweise auch Schmerzen. Diese Personen haben häufig einen Bewegungsdrang, da sie durch eine Bewegung Besserung verspüren.

Parasomnien
Zu den Parasomnien zählt man Schlafbesonderheiten, wie z. B. Schlafwandeln, Alpträume oder den Nachtschreck. Wer von den Jugendlichen hatte schon einmal einen Alptraum?

Weitere Schlafstörungen
Darüber hinaus gibt es noch viele andere Schlafstörungen, die hier aber keine so große Rolle spielen.

Jugendliche

Wusstet ihr schon, dass ...
... fast jeder Mensch zu irgendeinem Zeitpunkt seines Lebens kurzzeitig unter Schlafstörungen leidet? Meistens hängt das mit Stress zusammen und wird wieder besser, wenn der Stress vorbei ist.

1.2.2 Wie häufig treten Schlafstörungen bei Jugendlichen auf?

Therapeuten

Ziel:
Es soll den Jugendlichen gezeigt werden, dass sie nicht alleine mit ihrem Problem sind, sondern dass es viele Jugendliche gibt, die Schlafprobleme haben.

Was glaubt ihr, wie viele Jugendliche unter Schlafstörungen leiden? Vielleicht geht ihr mal eure Klasse durch oder euren Freundeskreis.

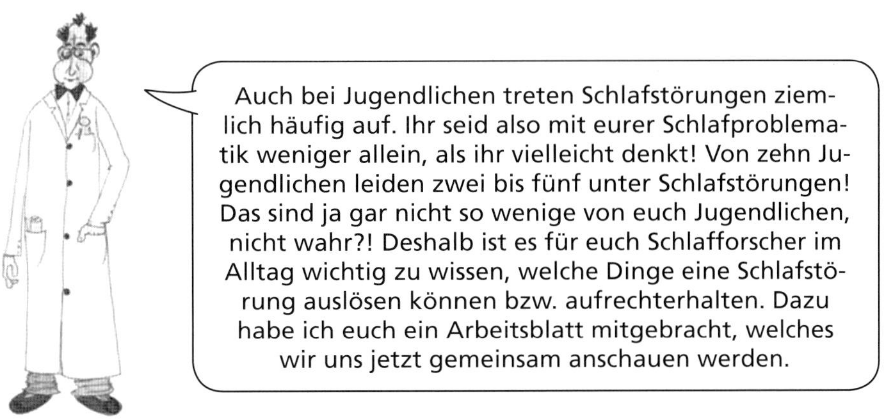

Therapeuten

Ganz wichtig für euch ist, zu wissen, was bei euch die Schlafstörung auslöst und wie es kommt, dass das Problem nicht wieder von alleine verschwindet. Jetzt seid ihr Alltags-Forscher: Schaut euch die Arbeitsblätter an – wir gehen sie gemeinsam durch und ihr prüft, welche der dort genannten Dinge für euch zutreffen. Denn das könnt nur ihr wissen – niemand sonst.

Schlafstörungen zeigen

1.2.3 Welche Dinge können Schlafstörungen verursachen bzw. dafür sorgen, dass die Schlafstörung nicht mehr weggeht?

Therapeuten

Ziel:
Zum einen soll den Jugendlichen gezeigt werden, welche Faktoren für ihre Schlafprobleme verantwortlich sein können. Jugendliche, die sich dessen noch nicht bewusst sind, sollen zum Nachdenken angeregt werden.

Zum anderen erfahren die Therapeuten meist noch mehr über die Jugendlichen und deren Sicht, wie es zu den Schlafproblemen kam bzw. warum die Schlafprobleme sich chronifizierten.

Vorgehen:
Die Jugendlichen sollen die einzelnen Felder (DIN A4 Blätter, siehe Materialien Sitzung 1) der Reihe nach vorlesen und auf den Boden legen, d. h. als Bodenbild anordnen. Es ist hilfreich, wenn die Jugendlichen immer ein Feld vorlesen und es dann auf den Boden legen und erst dann der nächste an die Reihe kommt. So entsteht ein wenig Zeit, um über den eben genannten Punkt nachzudenken.

Wenn das Bodenbild vollständig angeordnet ist, machen alle an den Punkten Kreuzchen, bei denen sie denken, dass diese bei ihnen zutreffen. Die Jugendlichen sollten darauf hingewiesen werden, dass es Platz für Ergänzungen gibt, wenn ihnen noch weitere mögliche Punkte einfallen, die auf sie zutreffen. Eventuell sollte ein Beispiel gemacht werden, wie z. B.: »Ihr dürft gern weitere Punkte auf die Blätter schreiben. Was könnte denn noch ein Problem bei dem Punkt Familie sein. Fällt Euch dazu noch was ein? Na, es könnte doch auch sein, dass zum Beispiel die Schwester nebenan so laut fernsieht, dass ihr nicht schlafen könnt.«

Danach sollen die Jugendlichen ihre eigenen Kreuzchen in ihr Manual (Arbeitsblatt 2) übertragen.

Arbeitsblatt 2: Welche Dinge können zu Schlafstörungen führen bzw. eine Schlafstörung aufrechterhalten?

Arbeitsblatt 2
Jugendlichen- und Elternmanual S. 26

Gefühle

- □ Ärger/Wut über Schlafstörung
- □ Furcht vor den Folgen der Schlafstörung
- □ Furcht vor den Konsequenzen der Schlafstörung
- □ Traurig
- □ Mutlos
- □ Sich ausgeliefert fühlen
- □ ______________________

Wahrnehmung des Schlafes

- □ Überschätzung der Einschlaf- oder Wachliegedauer
- □ Unterschätzung der Schlafdauer
- □ ______________________

Gedanken

- □ Grübeln
- □ Sorgen um den Schlaf
- □ Falsche Überzeugungen über den Schlaf
- □ „Ich schaffe die Schule nicht."
- □ Sorgen um die Zukunft
- □ Negative Sichtweise der Schlafstörung
- □ ______________________

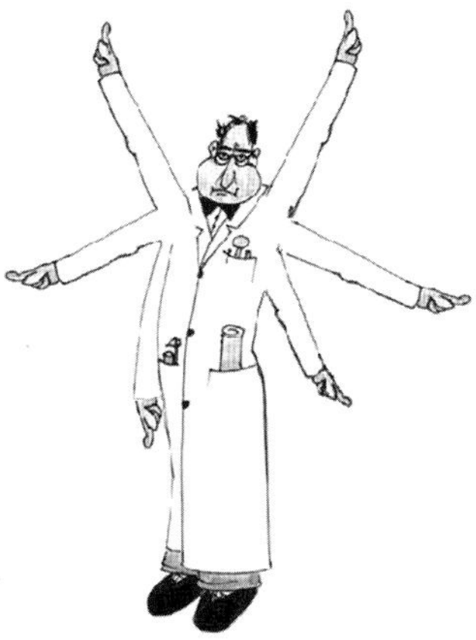

Körperliche Aufruhr

- □ Anspannung des Körpers
- □ Sport am späten Abend
- □ Schmerzen
- □ Fernsehen/Computerspielen kurz vorm Ins-Bett-Gehen
- □ ______________________

Tages-beeinträchtigungen

- □ Müdigkeit, Erschöpfung
- □ Schlechte Stimmung
- □ Konzentrationsprobleme
- □ Leistungsfähigkeit sinkt
- □ Weniger Lust, etwas zu unternehmen/Freunde zu treffen …
- □ ______________________

Körperliche Faktoren

- □ Infektanfälligkeit
- □ Krankheiten
- □ Medikamente
- □ Genetische Faktoren
- □ ______________________

Familie

- □ Inkonsequentes Erziehungsverhalten
- □ Uneinigkeit der Eltern
- □ Bett als Strafmaßnahme
- □ Probleme in der Paarbeziehung der Eltern
- □ Streit
- □ Stressende/traumatische Ereignisse
- □ Getrennte Eltern
- □ Wenig Zeit fürs Kind
- □ ______________________

Ungünstige Schlafgewohnheiten

- □ Lange Bettzeiten, langes Wachliegen im Bett
- □ Zu langer Mittagsschlaf
- □ Unregelmäßiger Schlaf-Wach-Rhythmus
- □ Ungünstige Schlafumgebung
- □ Schlafen im Elternbett
- □ Spielen/Lesen/Essen im Bett
- □ SMS schicken
- □ Gameboy-/Computerspielen etc.
- □ ______________________

Tagesereignisse

- □ Stress, Ärger in der Schule/Ausbildung/Familie
- □ Probleme aufschieben
- □ Sehr positive Erlebnisse
- □ ______________________

Therapeuten

Ihr bekommt jetzt noch mal ein wenig Zeit, um euch das Arbeitsblatt 2 (S. 26 im Begleit- und Arbeitsbuch) anzuschauen. Kreuzt die Dinge an, von denen ihr glaubt, dass sie bei euren Schlafproblemen eine Rolle spielen könnten.

Wenn euch noch weitere Dinge eingefallen sind, die wir noch nicht hingeschrieben haben, dürft ihr diese natürlich ergänzen.

[Zeit geben]

Bei welchen Punkten habt ihr gemerkt, dass sie bei euch eine Rolle spielen?

Bei »Ungünstige Schlafgewohnheiten« anfangen → gegen den Uhrzeigersinn

Im Verlauf des Trainings werden wir viele der gerade besprochenen Ursachen für Schlafstörungen und die Gründe, warum sie nicht mehr weggehen, erforschen. Ihr könnt also immer mal wieder einen Blick auf euer Arbeitsblatt werfen, um zu schauen, woran wir gerade arbeiten.

Folgen von Schlafstörungen

1.2.4 Welche Folgen haben Schlafstörungen?

Therapeuten

Ziele:
Es sollen mögliche Auswirkungen von Schlafstörungen besprochen werden. Oft ist den Jugendlichen nicht bewusst, wie weitreichend die Auswirkungen der Schlafstörungen auf ihr Leben sein können.

Hier können weitere Informationen über die Jugendlichen gesammelt werden. Daher sollte man bei den Jugendlichen nachfragen, ob sie das kennen oder was auf sie zutrifft.

Vorgehen:
Das Arbeitsblatt 3 (S. 48; S. 27 im Begleit- und Arbeitsbuch) mit den verschiedenen Lebensbereichen, auf die sich Schlafstörungen auswirken können (Schule, Familie/Freunde, Gefühle, ...), wird vom Therapeuten angesprochen und kurz vorgelesen.

Die Jugendlichen sollen dann in der Runde selbst überlegen, welche Auswirkungen bei ihnen zutreffen. Bei der Erarbeitung wiederholt ansprechen, dass es auch andere Auswirkungen von schlechtem Schlaf geben kann und dass dafür die freien Kästchen da sind.

Es ist wichtig zu wissen, was die Konsequenzen eurer Schlafprobleme sind. Meine Schwester z. B. war immer wieder ganz unkonzentriert bei den Hausaufgaben und hat daher viele Fehler gemacht. Das wussten wir aber erst, als sie es geschafft hatte, besser zu schlafen, dann ist sie nämlich in der Schule auf einmal viel besser geworden. Nun aber zu euch – wie sieht es denn bei euch aus?
Ich habe mal alles aufgeführt, was mir die anderen Jugendlichen erzählt haben. Schaut euch einmal das Blatt an.

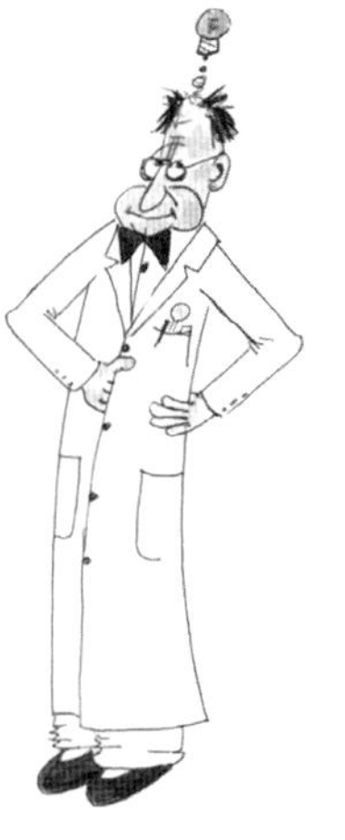

Therapeuten

Wie ihr sehen könnt, stehen auf dem Arbeitsblatt 3 (S. 48; S. 27 im Begleit- und Arbeitsbuch) des Sleep Docs die Auswirkungen und Konsequenzen, die durch eure Schlafstörung hervorgerufen werden können. Ich werde nun die einzelnen Punkte vorlesen und ihr seid wieder die Alltags-Forscher und prüft, ob das bei euch zutrifft oder nicht. Also, los geht's …

Arbeitsblatt 3: Konsequenzen von Schlafstörungen

Arbeitsblatt 3
Jugendlichen- und Elternmanual S. 27

Konsequenzen von Schlafstörungen zeigen

Schule	☐ Lernschwierigkeiten ☐ Probleme mit Aufmerksamkeit und Konzentration ☐ Bewegungsdrang ☐ Probleme bei der Mitarbeit ☐ Probleme mit Lehrern ☐ Schlafe fast ein	**Gesundheit**	☐ Öfters krank ☐ Bauchschmerzen ☐ Kopfschmerzen ☐ Übergewicht
Familie/ Freunde	☐ Vermehrter Streit mit Eltern/ Geschwistern/Freunden ☐ Probleme mit dem Verhalten	**Gefühle**	☐ Schneller gereizt ☐ Aggressiv ☐ Schlecht gelaunt ☐ Traurig ☐ Sich Sorgen machen
Freizeit-gestaltung	☐ Lustlosigkeit ☐ Antriebslosigkeit ☐ Zu müde, um etwas zu unter-nehmen ☐ Erhöhte Unfallgefahr	Anderes	☐ ☐ ☐

Heute hat uns unser Sleep Doc eine Menge neuer Informationen über den Schlaf zukommen lassen. All diese Informationen könnt ihr auch nochmals in eurem Begleitheft nachlesen. Das Wissen, das wir heute erworben haben, wird uns in den nächsten Sitzungen helfen, eure Schlafstörungen anzugehen.

Therapeuten

Lasst uns jetzt ins Labor für Imagination gehen. Hier seid ihr besonders als Alltags-Experten gefragt.

1.3 Sleep Lab für Imagination oder Hypnose

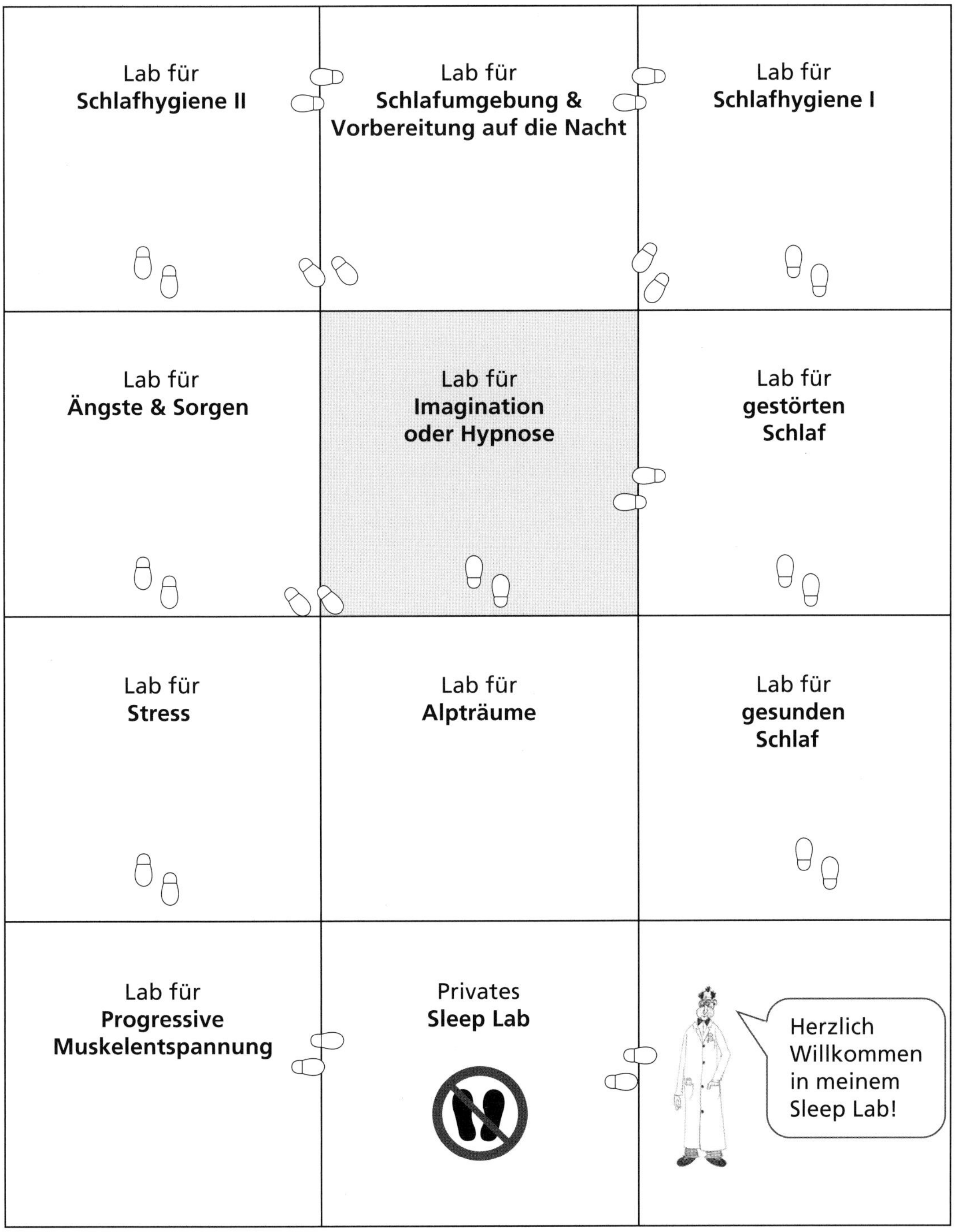

Therapeuten

Ziel:
Vorurteile gegenüber Hypnose ausräumen.

Vorgehen:
Es ist wichtig, den Jugendlichen den Unterschied zwischen Showhypnose und Hypnotherapie zu erklären, bevor man dann schließlich zur eigentlichen Hypnoseübung kommt. Dafür sollte der Beamer nach der Grafik »Labor für Hypnose« ausgestellt werden, um die Hypnose in Ruhe durchzuführen. Hilfreich ist der Vergleich mit der Durchführung einer Phantasiereise.

Imagination/ Hypnose

1.3.1 Was ist Hypnotherapie?

Therapeuten

Ihr habt ja schon mitbekommen, dass ein Teil des Trainings Imaginations- oder Hypnoseübungen beinhaltet. Was wisst ihr schon über Hypnose? Habt ihr schon einmal was darüber im Fernsehen gesehen?

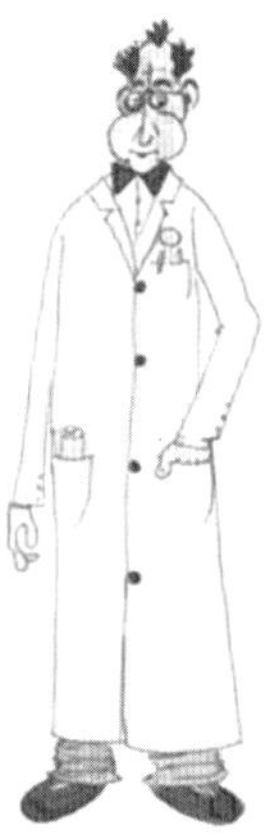

Wenn im Alltag von Hypnose gesprochen wird, dann denken die meisten Menschen gleich an die Showhypnose, bei der Menschen im Fernsehen hypnotisiert werden und sich dann »zum Affen« machen. Hypnotherapie hat damit allerdings nichts zu tun. Hierbei lernen die Patienten, sich selbst in einen Zustand zu versetzen, den sie auch aus dem Alltag kennen. So kann z. B. jemand im Bus sitzen und eine bekannte Strecke fahren. Während der Fahrt »träumt« er so vor sich hin und merkt plötzlich, dass er schon an einem bestimmten Ort vorbeigekommen ist und es gar nicht gemerkt hat, obwohl er doch die ganze Zeit aus dem Fenster geschaut hat. In solchen Situationen vergisst man alles um sich herum und blendet die Dinge aus. Die klinische Hypnose oder Hypnotherapie nutzt diese natürliche Begabung des Menschen, um ihm so durch Vorstellungsbilder (z. B. Urlaub) zu helfen, dass es ihm besser geht und er die Sorgen mal ein wenig vergessen kann. Manche nennen das auch Phantasiereise.

Therapeuten

Überlegt euch, ob es eine Situation aus eurem Alltag gibt, in der ihr so in eine Tätigkeit vertieft ward, dass ihr die Dinge um euch herum vergessen habt.

Jeder sollte mind. 1 Situation finden, z. B. lesen, basteln, Film schauen, Musik hören, Auto fahren, verliebt sein, Tagtraum …

Wie habt Ihr Euch in dieser Situation gefühlt?

[ggf. auf Flipchart Ideen sammeln, folgende Beispiele]

Flipchart

- Konzentriert
- Zeit vergessen
- Ruhig
- Entspannt
- Wie in Watte
- In eine eigene Welt versunken
- Glücklich

- Zufrieden
- Ausgeglichen
- Ziellos

Meist ist das also ein wirklich gutes Gefühl. Klar, wer will nicht an den letzten tollen Urlaub denken oder sich seinen Traumurlaub ausmalen. Das ist ein bisschen so, wie wenn man schon ein wenig da wäre. Viele Schlafforscher konnten zeigen, dass Hypnose Menschen mit Schlafstörungen hilft. Könnt ihr euch vorstellen, wozu dieser Hypnosezustand für euch gut sein könnte?

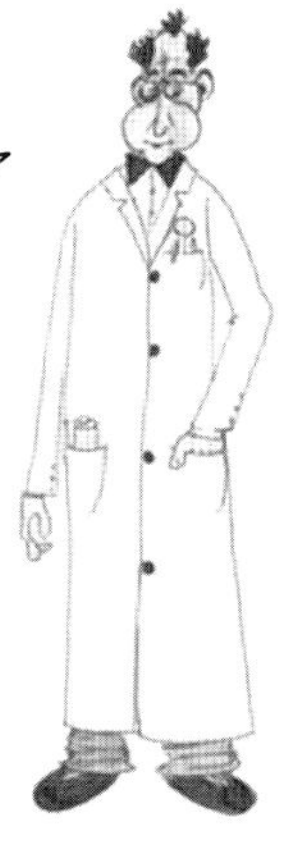

Jugendliche

Wusstet ihr schon, dass ...
... man durch Hypnose seine Gefühle, seinen Körper und seine Gedanken positiv beeinflussen kann?

Therapeuten

Auf positive Auswirkungen von einer solchen Hypnose oder Phantasiereise zu sprechen kommen.

- Körper entspannen
- Zur Ruhe kommen
- Gedankenkreisen unterbrechen
- Die Zeit zwischen dem Zubettgehen und dem Einschlafen erscheint kürzer
- Sorgen/Ängste unterbrechen
- Einschlafen, ohne sich »anstrengen« zu müssen

Ihr solltet wissen, dass jeder Mensch seinen eigenen Weg hat, mit solchen Phantasiereisen umzugehen. Meine Schwester zum Beispiel mochte es sehr gerne, wenn sie sich dabei in einen ganz bequemen Sessel kuscheln konnte. Dann hatte sie auch noch eine flauschige Kuscheldecke, das fand sie toll und es half ihr, sich vorzustellen, dass sie auf ihrer Lieblingsphantasieinsel wäre. Ihr werdet in diesem Training lernen, selbst so eine Phantasiereise (oder Trance genannt) zu steuern. Manchen aus unserem Training wird dies sehr leicht fallen, andere brauchen vielleicht etwas länger, bis sie herausgefunden haben, wie sie in Trance gelangen. Wichtig ist, dass ihr regelmäßig mit den CDs, die ihr von uns bekommt, zuhause übt. Denn wie alles im Leben muss man auch üben, in Trance zu gehen.

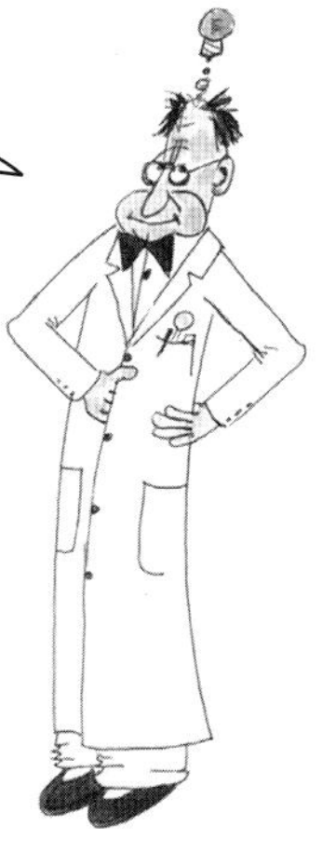

Therapeuten

Seid bitte geduldig und erwartet nicht schon beim ersten Mal, dass alles sofort klappt. Man braucht etwas Zeit, um Hypnose zu erlernen. Auch kann es vorkommen, dass es einmal total gut klappt, sich aber beim nächsten Mal ganz anders anfühlt. Das ist völlig normal. Setzt euch daher nicht unter Druck, sondern versucht es einmal.

Habt ihr noch Fragen, bevor wir gemeinsam eine Hypnose-Übung machen? Wenn es keine Fragen mehr gibt, dann dreht bitte die Stühle nach außen in Richtung Wand, so dass euch die anderen nicht so stören und ihr euch besser auf die Trance konzentrieren könnt.

Dann lasst uns jetzt mit unserer ersten Hypnose-Übung anfangen. Setzt euch hierzu bequem auf euren Stuhl und achtet einfach nur auf euch selbst und hört mir zu. Vielleicht fühlt ihr euch am Anfang noch ein bisschen komisch dabei, das macht aber nichts. Das komische Gefühl geht mit der Zeit wieder von alleine weg ...

Vorgehen:
Die folgende Trance kann im Plural oder auch im Singular (wie beschrieben) gesprochen werden. Für die Durchführung sollte berücksichtigt werden, dass langsam gesprochen wird. Es eignet sich für wenig Tranceerfahrene während des Sprechens der Textteile immer wieder still bis 3 zu zählen (daher die ...) – so werden kleine Pausen eingehalten, denn meist sind Beginner viel zu schnell in der Durchführung. Achten Sie darauf, dass Ihre Stimme entspannt und ruhig klingt. Üben Sie den Text zuvor einige Male, damit er nicht wie abgelesen klingt.

Daran denken: Gegebenenfalls Stühle nach außen drehen lassen, damit die Jugendlichen wegen der ungewohnten Situation nicht lachen.

1.3.2 Imaginationsübung: Schlafbaum

Imaginationsübung vorlesen

Therapeuten

Und nun möchte ich mit dir eine kleine Hypnose-Übung machen. Dazu möchte ich dich bitten, dich bequem hinzusetzen und alles für dich so einzurichten, dass du dich wohl fühlst. Überprüfe einfach noch einmal alles, so dass es dir gut geht. Und du kannst jederzeit alles verändern, so dass du dich wohl fühlst. Und du kannst nun damit beginnen, deinen Blick auf einen Punkt zu richten ... und ich weiß nicht, was du auswählst ... du kannst den Blick auf alles richten ... es kann ein Gegenstand sein ... es kann ein Fleck an der Wand ... oder aber auf dem Boden sein ... alles ist in Ordnung. Und ich weiß nicht, ob du nun schon einen Fleck gefunden hast ... du kannst deinen Blick genau auf diesen Fleck richten und dabei versuchen, nicht zu blinzeln ... einfach auf diesen Punkt schauen und dabei nicht blinzeln. Und während du dies tust, kannst du damit beginnen, ganz bewusst auszuatmen ... einfach ganz bewusst ausatmen und damit die Anspannung mit ausatmen ... ganz bewusst die Anspannung mit ausatmen ... Anspannung ausatmen ... und du kannst nun den Blick weit stellen ... so als wolltest du durch diesen Punkt hindurchschauen ... den Blick einfach weit stellen und durch den Punkt hindurchschauen und mit jedem Atemzug in Trance gehen ... ganz von allein ... so wie es für dich richtig ist ... mit jedem Atemzug in Trance gehen ... und du kannst dir nun eine Treppe vorstellen ... während ich von eins bis 10 zählen werde ... eine Treppe vorstellen. Und ich weiß nicht, wie groß deine Treppe ist ... wie breit sie ist ... und welche Farbe sie hat ... und du kannst die Augen schließen ... früher oder später ... so wie es für dich gut ist ... während ich nun von eins bis zehn zählen werde.

Eins ... den Anfang hast du längst gemacht ... und ich weiß nicht, ob du bereits die Augen geschlossen hast ... oder noch einmal schauen willst, um dir sicher zu sein, dass alles in Ordnung ist ... einfach in Trance gehen ... früher oder später.

Weiter nach ...

Zwei ... zwei Seiten hat jede Tür ... Stufe für Stufe weitergehen ... so wie es für dich gut ist. ... weiter nach

Drei ... drei Blätter hat ein Kleeblatt ... drei Blätter an einem Ast ... drei Weise ... Schritt für Schritt weitergehen nach

Vier ... vier Himmelsrichtungen ... vier Seiten an einem Tisch ... weiter in Trance gehen ... in deinem eigenen Tempo ... nach

Fünf ... und du kannst heimlich schon weiter sein, während ich langsam weiterzähle ... und vor- und zurückgehen ... in deinem Tempo ... nach

Sechs ... wie eine umgedrehte neun ... eine Zahl, mit der man spielen kann ... einfach so ... Stufe um Stufe weitergehen nach ...

Sieben ... sieben mal sieben gibt weißen Sand ... und ich weiß nicht, ob du den Sand magst ... die Wärme im Sommer ... weitergehen nach

Acht ... und ein Teil kann acht-sam sein und acht-geben, dass es dir gut geht ... während der Rest weiter und weiter in Trance gehen kann ... nach

Neun ... in deinem eigenen Tempo in Trance gehen ... so wie es für dich gut ist ... um schließlich bei

Zehn in einem Zustand angekommen zu sein, ... der genau richtig ist für dich ... genau richtig ...und du kannst dir sicher sein, dass dein Körper das ganz von alleine weiß ... einfach so ... ganz von allein.

Und ich möchte dich heute zu einer kleinen Reise einladen ... um dir vorzustellen, du würdest eine Zauberwiese betreten ... und ich weiß nicht, wie grün deine Wiese ist ... ob das Gras wie im Sommer ... oder wie im Frühjahr ... oder gar wie im Herbst ist ... wie hoch es steht ... und ob es Blumen auf deiner Wiese gibt ... vielleicht auch Schmetterlinge ... oder anderes ... und ich möchte dich nun einladen, weiterzugehen ... vielleicht entdeckst du einen kleinen Pfad ... einen Pfad, der sehr sehr alt ist ... so wie diese uralten Pfade ... die vergessen zu sein scheinen ... und etwas in dir kann dennoch den Weg kennen ... ganz von allein ... so als würdest du ihn wiedererkennen ... und trotzdem kann er neu sein ... und wenn du weitergehst ... weiter und weiter ... so wie es für dich gut ist ... kannst du einen Baum sehen ... und ich weiß nicht, wie groß dieser Baum ist ... aber du kannst vielleicht sehen, dass er große Kapseln ... wie Kugeln hat ... seltsame Früchte hat ... und ich weiß nicht, ob du weißt, dass diese Bäume Schlafbäume sind ... sie öffnen ihre Kapseln ... jeden Tag ... zur selben Zeit ... immer am Nachmittag ... wenn es Zeit ist ...sich langsam am Tag schon auf die Nacht vorzubereiten ... öffnen sich die Kapseln ... in unserem Körper ... und du kannst nun überprüfen ... ob bei deinem Schlafbaum alles in Ordnung ist ... alles überprüfen ... und ihn vielleicht fragen ... ob er etwas braucht ... denn Schlafbäume kann man fragen ... und vielleicht ist die Erde verbraucht ... vielleicht braucht er Wasser ... vielleicht aber auch, dass du ihn ab und zu besuchen kommst ... vielleicht braucht er aber auch eine Stütze ... vielleicht hängt ein Ast herunter ... so dass er eine Stütze braucht ... ich weiß es nicht ... aber dein Unbewusstes kann es ganz von allein wissen ... und alles tun, was gut ist ... so wie es für dich gut ist ... und dir sicher sein, dass alles in Ordnung ist. Und dann vielleicht noch einmal zurücktreten und alles überprüfen ... ob du alles getan hast ... oder noch etwas tun musst ... und dir Zeit nehmen ... alle Zeit der Welt ... in diesem Augenblick ... um dir sicher zu sein, dass es deinem Baum gut geht ... Und dich schließlich verabschieden ... von deinem Baum ... verabschieden und langsam wieder hierher zurückkommen ... langsam wieder hierher zurückzukommen ... in deinem Tempo ... während ich nun von 10 rückwärts auf 1 zählen werde ...

Zehn in deinem Tempo zurückkehren

Neun auf deine eigene Weise

Acht während ich von 10 rückwärts auf eins zähle

Sieben

Sechs

Fünf

Vier

Drei und tief durchatmen

Zwei und langsam Arme und Beine bewegen

bei Eins

und am Schluss die Augen öffnen ... um wieder hier anzukommen ...

Sitzung 1

Therapeuten

Wie ging es euch mit der Hypnose?
Was habt ihr gefühlt/gesehen ...?

Das Feldexperiment

Bevor die Jugendlichen nach Hause gehen, sagt der Sleep Doc ihnen noch etwas zur weiteren Zusammenarbeit. Da sie ja jetzt zu seinem Forscherteam gehören, möchte er sie noch mit der gemeinsamen Arbeit vertraut machen, die man als Forscher regelmäßig ausführt.

Teil unserer Arbeit als Forscher ist es, Dinge, die wir hier im Labor erforschen, auch in der Realität, also im »echten Leben« auszuprobieren. Das nennen die Forscher dann ein »Feldexperiment«. Eure Aufgabe als Forscherkollege ist es, die Dinge, die wir hier im Labor gemeinsam erarbeiten, im Alltag umzusetzen. Dafür bekommt ihr Forscherpunkte. Wichtig ist, dass ihr euch an den Plan haltet, den wir gemeinsam im Lab ausarbeiten.
Je häufiger und je sorgfältiger man ein Experiment macht, desto mehr Forscherpunkte bekommt man für seine Arbeit. Also – los geht's!

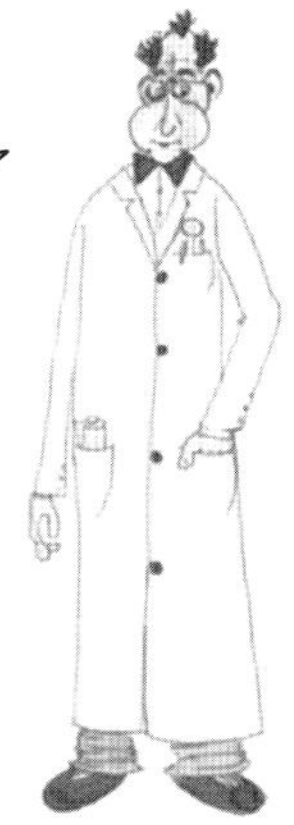

CDs austeilen und Hausaufgaben besprechen.

CDs

Experimentalplan Feldexperiment

Feldexperiment		**Punkte**	√
Imagination »Schlafbaum«	• Die Imagination sollte möglichst täglich geübt werden. • Am besten reservierst du dir hierfür (wenn möglich) jeden Tag dieselbe Zeit. Du kannst dir die CD anhören wann du möchtest, spätestens aber bevor du ins Bett gehst. • Such dir einen Platz, an dem du dich wohl fühlst – allerdings solltest du die CD außerhalb deines Bettes anhören. • Sorg dafür, dass du während dieser Zeit nicht gestört wirst (Schild vor die Tür, mit Familienmitgliedern besprechen, Handy aus ...).		Pro Tag an dem du geübt hast, darfst du dir 1 Forscherpunkt einkleben.
Belohnung	Such dir 3 Belohnungen aus: • eine kleine für den Titel des Hilfswissenschaftlers, • eine mittlere für den Doktortitel, • eine große für den Professortitel. Notier dir die Belohnungen auf dem Blatt »Forscherpunkte« ganz am Ende deines Begleithefts.		
Schlaftagebuch	• Ausfüllen und beim nächsten Treffen mitbringen		

Jugendlichen- und Elternmanual S. 30

Experimentalplan zeigen

Sitzung 2: Jugendsitzung 2

Material

Material – jede Sitzung:	Wo:	Ok? ☑
Flipchart		
Stifte/Tesa/Schere		
Getränke/Becher/Servietten		
Laborregeln zum Aufhängen Vor dem Training im Raum aufhängen	Datei: Ordner »Material«	
Bitte nicht stören – Sleep Lab Schild – Vor dem Training außen an die Tür hängen	Datei: Ordner »Material«	
Namensschilder von letzter Sitzung	Datei: Ordner »Material«	
Plakat mit den Namen der Teilnehmer für die Einstein- und Schweinehunderunden von letzter Woche		
Schweinehund-/Einsteinkarte	Datei: Ordner »Material«	
Kärtchen mit Schlafhygieneregeln (ab Sitzung 3)	Datei: Ordner »Material«	
Steine, z. B. Glassteine (ab Sitzung 3 für die Abstimmung, wer eine Schweinehund- oder Einstein-Karte bekommt)		
Stempel (drei verschiedene Stempel, einen für die Forscherpunkte, einen für die Schweinehund-Karte und einen für die Einstein-Karte)		
Material – 2. Jugendsitzung:		
CD »Selbsthypnose«	Download Zusatzmaterial	
Eulen- und Lerchenbild ausdrucken und an verschiedenen Stellen im Raum aufhängen	Datei: Ordner »Material → Sitzung 2«	
Kärtchen Konzentrations- und Denkhelfer »Helfer-Kärtchen« ausdrucken	Datei: Ordner »Material → Sitzung 2«	
Bild »Was machst du im Bett?« + verschiedenfarbige Klebepunkte (Bettaktivitäten) ausdrucken, bzw. verschiedene farbige Klebepunkte kaufen	Datei: Ordner »Material → Sitzung 2«	
Kärtchen zum Verschieben des Schlafrhythmus ausdrucken	Datei: Ordner »Material → Sitzung 2«	
»Wusstest du schon …?«-Kärtchen ausdrucken	Datei: Ordner »Material → Sitzung 2«	

Themenübersicht

Therapeuten

- Besprechung der Feldexperimente
- Sleep Lab für Schlafhygiene
- Schlafplanung tagsüber
- Pause
- Schlafhygiene bei der Schlafplanung
- Sleep Lab für Hypnose

Begrüßung

Therapeuten

Herzlich Willkommen zu unserem zweiten Trainingstermin. Bevor wir in das nächste Sleep Lab gehen, wollen wir noch kurz eine Austauschrunde machen, in der wir von euch wissen wollen, was ihr heute schon gemacht habt und wie es euch gerade geht. Damit es ein wenig schwieriger wird, stellt sich derjenige, der an der Reihe ist, hinter seinen Stuhl und erzählt von sich in der dritten Person. Damit es etwas leichter ist und ihr wisst, was ich meine, fange ich einmal an. Also, auf diesem Stuhl sitzt XY und ihr/ihm geht es heute ... da ...

Feldexperimente

Therapeuten

Da ist ja wieder unser Sleep Lab Experte Prof. Paul Paulsen. Der ist, wie wir, sicherlich auch schon ganz gespannt.

Mich würde nun brennend interessieren, wie eure Feldexperimente geklappt haben und welche Erfahrungen ihr dabei gemacht habt?

- Habt ihr Zeit und einen Ort zum Üben gefunden?
- Konntet ihr regelmäßig üben?
- Welche Erfahrungen habt ihr mit der Hypnose gemacht? Gab es Schwierigkeiten oder habt ihr noch Fragen?
- Habt ihr daran gedacht, eure Forscherpunkte einzukleben?

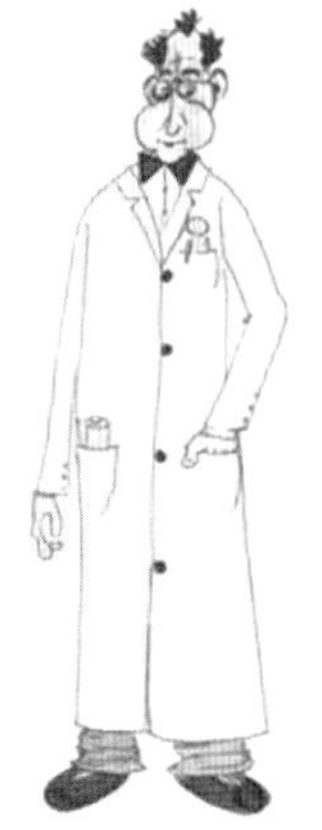

Therapeuten

Außerdem würden wir gerne erfahren, ob jeder von euch schon eine Belohnung gefunden und mit seinen Eltern abgesprochen hat. Wie wollt ihr euch für den Titel des

- Hilfswissenschaftlers,
- Doktors oder
- Professors belohnen?

Heute werden wir zusammen das Lab für Schlafhygiene besuchen. Ich habe mit meiner Schwester schon verschiedene alltägliche Verhaltensweisen untersucht und herausgefunden, welche Verhaltensweisen gut und welche ungünstig für den Schlaf sind. Erinnert ihr euch an das Schaubild (S. 45) von eurem letzen Besuch bei mir im Sleep Lab? Wir werden heute das Lab »Ungünstige Schlafgewohnheiten« betreten. Das ist wahrhaftig ein Labyrinth! Aber – wenn man diese Dinge verbessert, dann hat das auch einen positiven Einfluss auf die Tagesbeeinträchtigungen. Lasst uns also in das Lab für Schlafhygiene gehen.

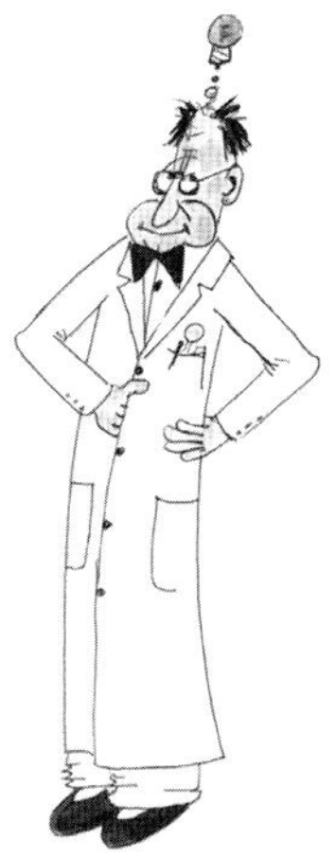

Sitzung 2 – Inhaltlicher Einstieg

2.1 Sleep Lab für Schlafhygiene

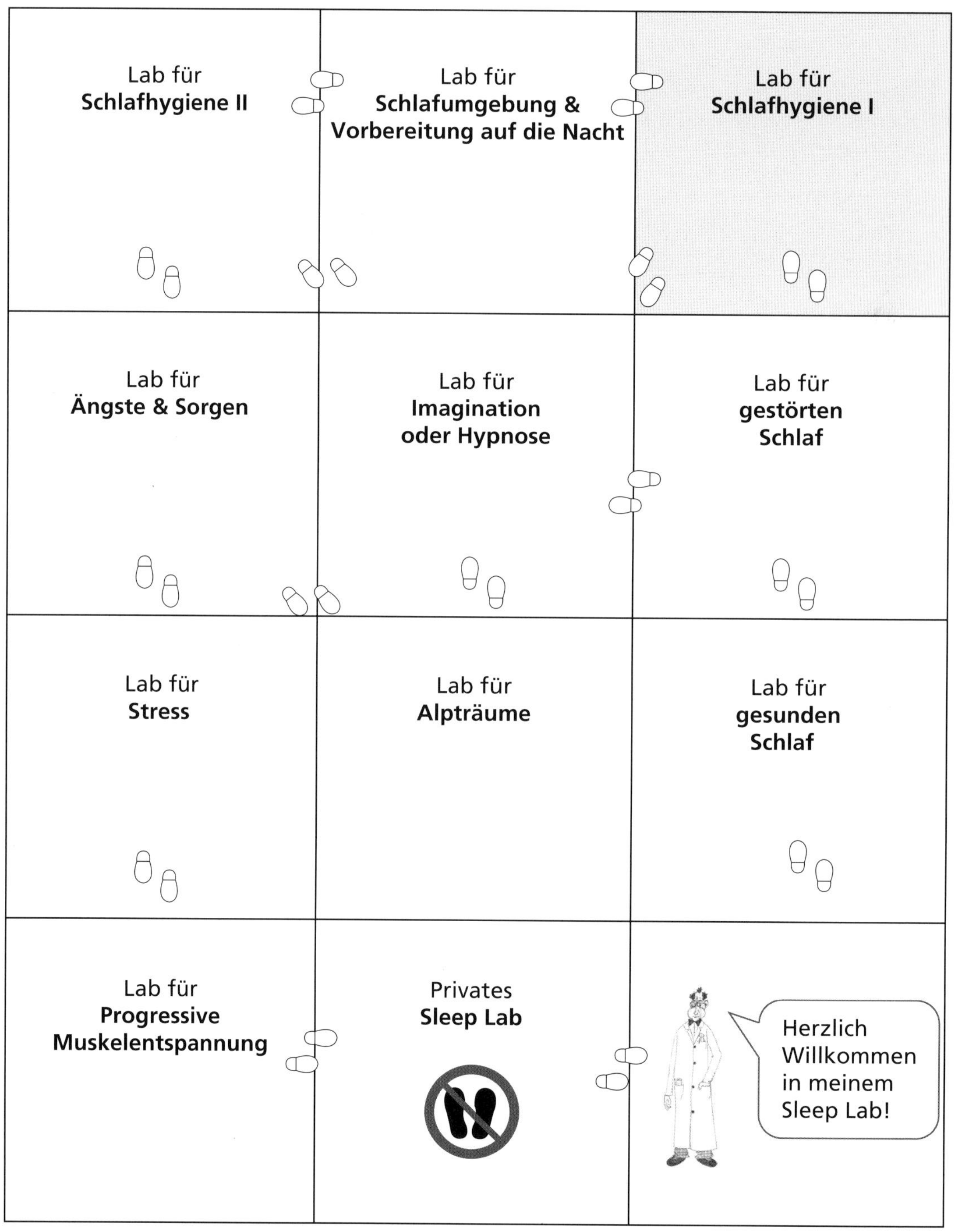

2.1.1 Schlafhygiene im Bett

Schlafhygiene im Bett

Therapeuten

Ziel:
Erkennen der ungünstigen bzw. hinderlichen Verhaltensweisen und besprechen, warum diese nicht gut sind. Sie sollen verändert bzw. verbessert werden, um dem Körper zu signalisieren, dass etwas Neues kommt. Die alten, schädlichen Verhaltensweisen werden mit den Schlafstörungen assoziiert. Diese Verknüpfungen sollen gelöst und durch neue, positive Verknüpfungen mit förderlichen Verhaltensweisen ersetzt werden.

Daher werden Regeln aufgestellt, die von den Teilnehmern im Laufe des Trainings umgesetzt werden sollen.

Vorgehen
Bild »Was machst du im Bett?« auslegen und verschiedenfarbige Klebepunkte (jeder Jugendliche hat eine Farbe) verteilen.

Die Jugendlichen sollen ihre Punkte auf die Aktivitäten (Bilder) kleben, die sie in ihrem Bett machen, z. B. lesen, spielen, fernsehen etc.

Markierte Textfelder kennzeichnen die besonders wichtigen Schlafhygieneregeln, die auf jeden Fall nach und nach eingeführt werden sollten.

Ich würde nun gerne von euch wissen, was ihr so alles in euren Betten macht. Bitte klebt jeweils einen eurer Punkte auf die Aktivitäten, die ihr in euren Betten macht.

Sitzung 2

Therapeuten

Blatt auslegen: Welche Dinge tust du im Bett, die nichts mit dem Schlafen zu tun haben?

Bild mit Aktivitäten und Klebepunkten

Jugendliche

Welche Dinge tust du im Bett?

- ☐ fernsehen
- ☐ lesen
- ☐ essen
- ☐ PC-/Videospiele spielen
- ☐ Hausaufgaben machen
- ☐ telefonieren
- ☐ sonstige Spiele
- ☐ ______________________

Warum machst du das, was findest du gut daran?
Welche Nachteile hat das?

Die goldene Regel

Die Goldene Regel lautet:
»Das Bett ist nur zum Schlafen da!«

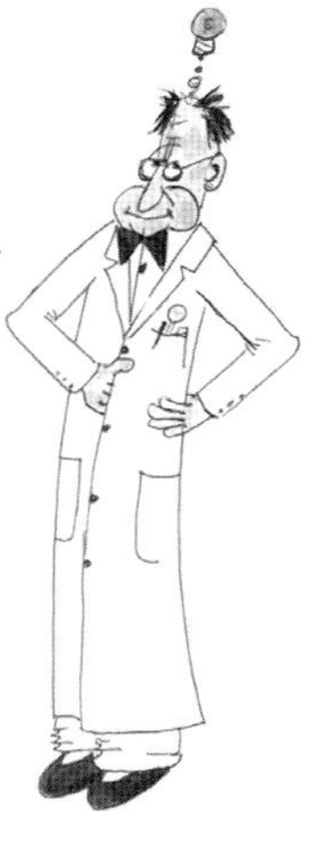

Das heißt, dass man im Bett nur schlafen und keine anderen Dinge wie fernsehen, essen, Computer spielen usw. tun sollte.

Grafik »Die Goldene Regel« zeigen

Warum ist das so?

Therapeuten

Hat jemand von euch eine Idee, warum das so sein könnte?

Euer Gehirn merkt sich, an welchen Orten und zu welchen Zeiten der Körper aktiv sein und arbeiten muss und wo bzw. wann er sich ausruhen darf. Euer Gehirn merkt sich das, damit es euren Körper auf die jeweiligen Aufgaben optimal vorbereiten kann. Wenn ihr z. B. eine Klassenarbeit schreibt, bereitet das Gehirn euren Körper auf diese Aufgabe vor, damit ihr die Arbeit möglichst gut schreiben könnt. Das Gehirn ordnet die Freisetzung bestimmter Stoffe im Körper an, die dafür sorgen, dass ihr euch besser konzentrieren und schneller denken könnt. Unten seht ihr so ein Beispiel. Das Denken an die Klassenarbeit führt dazu, dass eure Konzentrationshelfer und Denkhelfer aktiviert werden und zur Verfügung stehen.

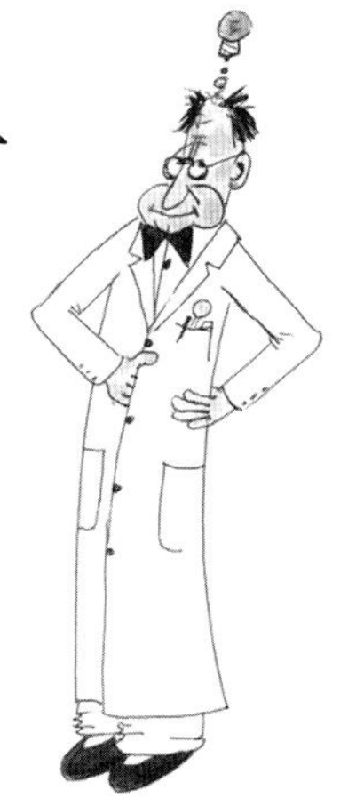

Grafik zeigen

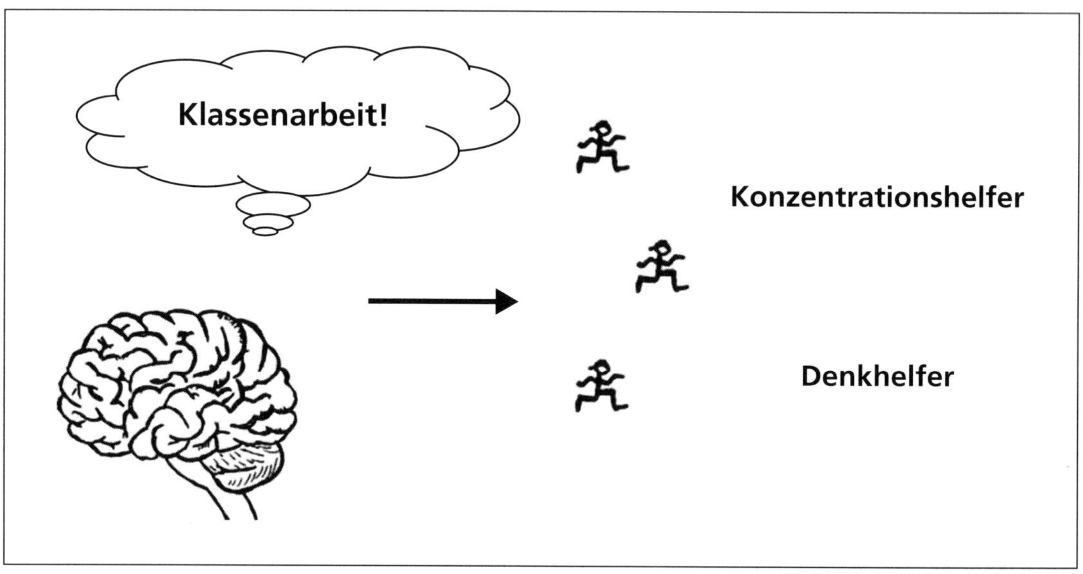

Abb. 5: Aktivierung

Manchmal erinnert man sich auch beim Betreten eines Ortes an das, was man dort erlebt hat, so z. B. auf der Bühne, wo man seine erste Vorstellung hatte oder in dem Raum, in dem man eine Prüfung hatte. Dann kann man auch wieder nervös werden, obwohl das vielleicht schon vorbei ist.

Therapeuten

Hat jemand von euch so etwas schon mal erlebt?

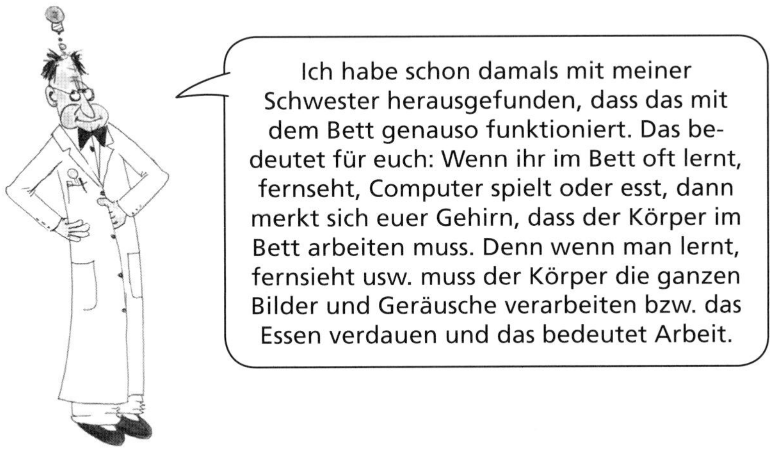

Therapeuten

Ziel:
Es soll aufgezeigt werden, dass sich der Körper nicht entspannen kann, wenn er gelernt hat, im Bett aktiv zu sein.

Vorgehen:
Um den Jugendlichen zu verdeutlichen, welch aktivierende Wirkung solche Umgebungsreize haben, gehen die Therapeuten um die Jugendlichen herum und flüstern ihnen Aufforderungen ins Ohr, wie z. B. »Nicht schlafen – Essen!«, »Nicht müde werden … Konzentrier dich!«, …

Damit ihr besser verstehen könnt, was wir meinen, machen wir nun eine kleine Übung. Dazu setzt ihr euch bitte auf eurem Stuhl bequem hin und schließt die Augen. Versucht, euch zu entspannen, während wir uns jetzt in eure Konzentrations- und Denkhelfer verwandeln und euch das ins Ohr flüstern, was solche Helfer dann in einem auslösen …

Wie war das für euch? Hattet ihr das Gefühl, euch entspannen und abschalten zu können?

Karten: Verdauungs-, Verarbeitungs-, Konzentrations-, Denkhelfer

Grafik zeigen

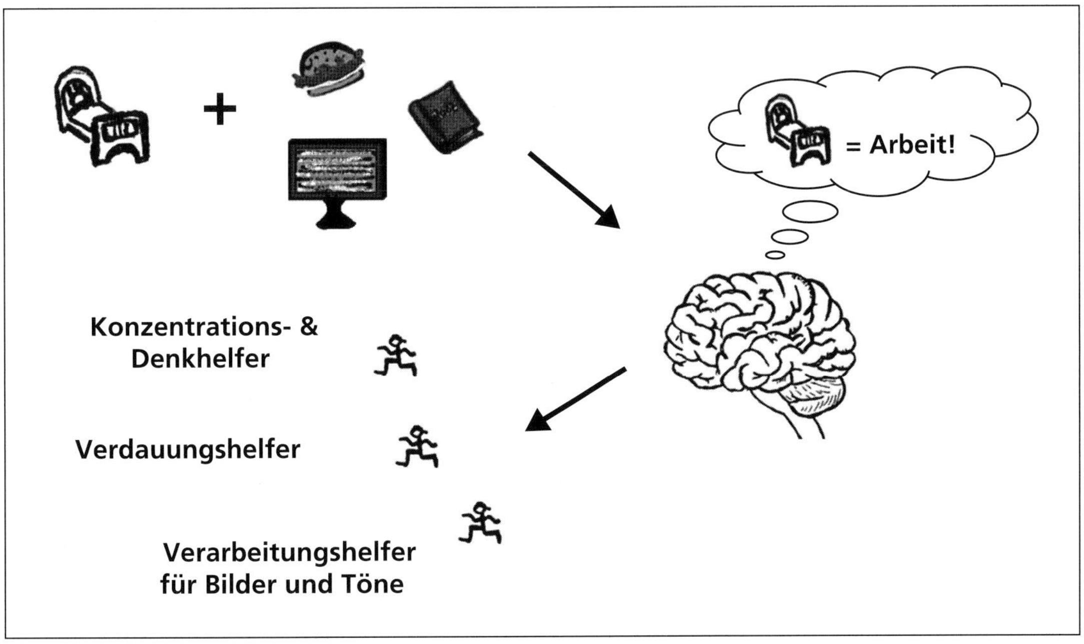

Abb 6: Ungünstige Konditionierung

Wie an der Abbildung 6 zu sehen ist, bereitet sich das Gehirn aber auf das Falsche vor. Da es gelernt hat, dass der Körper im Bett aktiv sein muss, bereitet es den Körper auf Arbeit vor und man kann nicht einschlafen.

Um gut schlafen zu können, ist es also wichtig, dass man dem Gehirn beibringt, dass im Bett geschlafen wird. Das Gehirn lernt dadurch, dass es dem Körper im Bett helfen muss, sich zu beruhigen und zu entspannen. Die Abbildung mit dem Bett und dem Jugendlichen, der ans Schlafen denkt, soll das zeigen.

Grafik zeigen

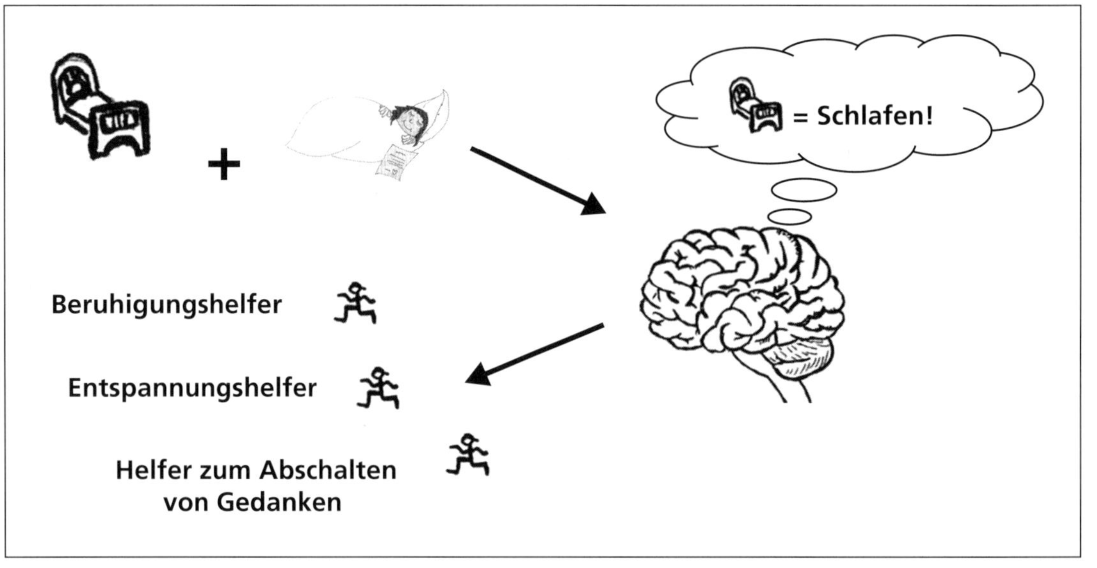

Abb 7: Günstige Konditionierung

Wenn ihr also im Bett schlafen wollt, müsst ihr das berücksichtigen. Wir, also meine Schwester und unsere Eltern, haben damals die Schulbücher aus dem Bett verbannt. Abends hat sie dann auch immer noch Tagebuch geschrieben oder Briefchen an ihre Freundinnen – ich glaube, bei euch sind das jetzt eher SMS, oder? Sie hat das dann am Tag gemacht – und an ihrem Schreibtisch und nicht mehr im Bett. Das hat ihr schon wirklich geholfen. Nun seid ihr aber dran. Was meint ihr, hilft euch? Damit ihr das besser merken könnt, machen wir jetzt eine kleine Übung. Euer Trainer verwandelt sich jetzt in einen Entspannungs- und Beruhigungshelfer.

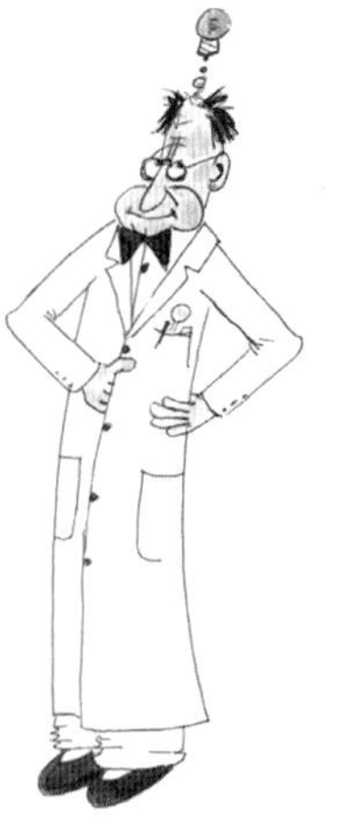

ggf. weitere Übung

Therapeuten

Vorgehen:
Die Jugendlichen durch ganz entspannendes Zuflüstern dabei unterstützen, die eigene Ruhe wahrzunehmen. Dabei darauf achten, dass die Worte langsam und ruhig gesprochen werden. Bei dieser Übung jedoch **nicht** wie in der vorigen Übung um die Jugendlichen **herum gehen**, sondern nur langsam Worte zuflüstern wie »Entspann dich, … denk an was Schönes, … schalte einfach ab, … ganz ruhig, alles wird gut gehen« etc.

Teilweise ist die Vorstellung, diese Dinge nicht mehr im Bett machen zu können, sehr schwer, da es sehr schön ist, im Bett zu kuscheln und z. B. zu lesen. Die Jugendlichen sollten sich überlegen, ob sie nicht auch außerhalb des Bettes ein Plätzchen finden könnt, an dem es genauso schön ist, diese Dinge zu tun. Die Jugendlichen können sich überlegen, ob sie das nicht mal ausprobieren wollen. Ihre Entscheidung können sie auf dem **Arbeitsblatt 4** auf notieren.

Arbeitsblatt 4: Schlafhygieneregeln

Arbeitsblatt 4
Jugendlichen- und Elternmanual S. 38

Checkliste:	☺ Mach ich schon	Mach ich noch nicht	**Will ich noch machen**
Goldene Regel: »Das Bett ist nur zum Schlafen da!«, nicht um zu telefonieren, fernzusehen, zu lernen, zu essen, Computer zu spielen, …	☐	☐	☐
Schlafrhythmus: Steh immer zu der gleichen Zeit auf und gehe immer zur gleichen Zeit ins Bett. Je geringer der Unterschied zwischen deinen Aufsteh- und Zubettgehzeiten ist, desto besser. Der Unterschied sollte im Idealfall nicht größer als ½–1 Stunde sein.	☐	☐	☐
Computer und Fernseher: Schalte mindestens 1 Stunde vor dem Schlafengehen deinen Fernseher, Computer und ähnliche Geräte aus.	☐	☐	☐
Mittagsschlaf: Ein »gutes« Nickerchen dauert höchstens 10–20 Minuten und findet vor 17.00 Uhr statt. Am besten stellst du dir einen Wecker, damit du nach 20 Minuten auch wirklich wieder aufwachst.	☐	☐	☐
Uhr am Bett: Entfern deine Uhr vom Bett oder dreh sie so, dass du nachts die Uhrzeit nicht ablesen kannst.	☐	☐	☐
Sonne am Morgen: Es ist gut, am Morgen möglichst viel Sonnenlicht zu »tanken«. In der Nacht sollte dein Zimmer möglichst dunkel sein, damit dein Körper weiß, dass es jetzt Zeit ist zu schlafen.	☐	☐	☐
Müde werden: Wenn du am Abend zu spät müde wirst, dann kannst du versuchen, deinen Körper umzutrainieren: • Geh jeden zweiten Tag 15 Min. früher ins Bett. • Bleib konsequent! • Mach dies so lange, bis du zur gewünschten Uhrzeit einschläfst. • Geh von da an immer zur gleichen Zeit ins Bett.	☐	☐	☐
Nicht-schlafen-Können: Steh wieder auf, wenn du länger als 15 Minuten nicht einschlafen kannst, spätestens aber, wenn du anfängst, dich darüber zu ärgern oder zu grübeln.	☐	☐	☐

Schlafhygiene am Tag

2.1.2 Schlafhygiene tagsüber

Therapeuten

Ziel:
Die Jugendlichen sollen dafür sensibilisiert werden, dass auch Verhaltensweisen, die am Tag gezeigt werden, Auswirkungen auf den Schlaf haben können.

Weitere Regeln werden erarbeitet.

Wie gut man schläft, hängt nicht nur vom Abend und von der Nacht ab, sondern auch davon, wie man sich tagsüber verhält. Man kann Tag und Nacht nicht voneinander trennen, weil sie sich gegenseitig beeinflussen. Dazu gibt es noch eine ganze Menge Tipps zu schlafförderlichen Verhaltensweisen, die unser Sleep Doc uns weitergeben will. Diese Tipps werden Schlafhygieneregeln genannt.

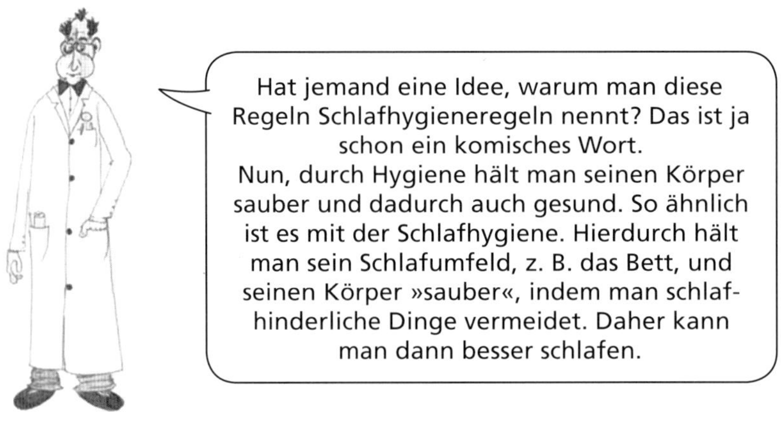

Therapeuten

Arbeitsblatt 4 S. 65

Überlegt euch bei jeder Schlafhygieneregel, ob ihr diese schon einhaltet oder noch nicht und ob ihr diese Regel vielleicht ab jetzt einhalten wollt. Kreuzt das entsprechende Kästchen auf dem Arbeitsblatt 4 an. Die Schlafhygieneregeln in den grauen Kästchen sind ganz besonders wichtig. Diese solltet ihr auf jeden Fall nach und nach beachten.

Fernsehen/PC-Spiele

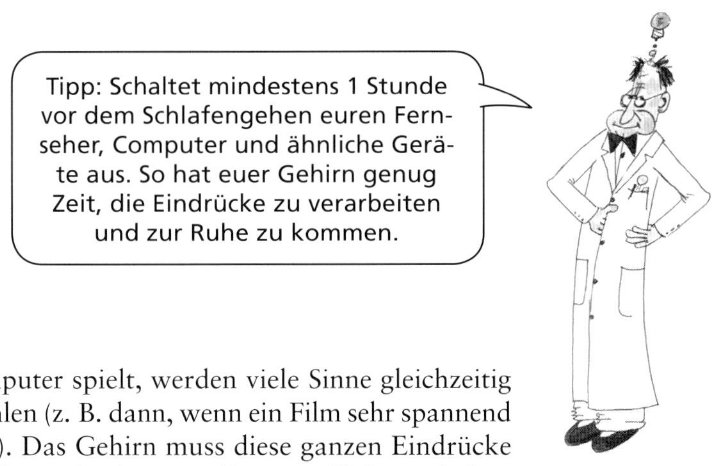

Wenn man fernsieht oder Computer spielt, werden viele Sinne gleichzeitig angeregt: Hören, Sehen und Fühlen (z. B. dann, wenn ein Film sehr spannend oder aber auch sehr traurig ist). Das Gehirn muss diese ganzen Eindrücke aufnehmen, sortieren und speichern. Auch wenn die Jugendlichen mit dem Fernesehen oder Computerspielen aufgehört haben, sind ihre Gehirne noch eine ganze Weile damit beschäftigt, alle diese Bilder, Töne usw. zu verarbeiten – an Ruhe und Schlafen ist dann erst mal nicht zu denken!

Mittagsschläfchen

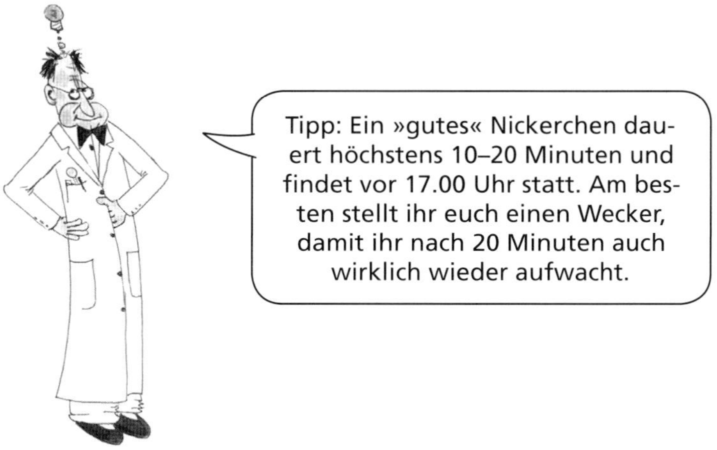
Tipp: Ein »gutes« Nickerchen dauert höchstens 10–20 Minuten und findet vor 17.00 Uhr statt. Am besten stellt ihr euch einen Wecker, damit ihr nach 20 Minuten auch wirklich wieder aufwacht.

> **Therapeuten**
>
> Was glaubt ihr, warum könnte ein Mittagsschlaf schlecht für euren Schlaf sein?

Mittagsschläfchen können gut oder schlecht für den Schlaf in der Nacht sein – je nach Zeitpunkt und Dauer. Wenn man zu lang oder zu spät am Nachmittag oder sogar am frühen Abend schläft, wird man später müde und es kann schwierig werden, zu der gewünschten Zeit einzuschlafen.

> **Therapeuten**
>
> *Vorgehen:*
> Erarbeiten des Teufelskreises unter Einbeziehung der Jugendlichen, wie z. B.: »Wenn ihr schlecht geschlafen habt, wie fühlt ihr euch dann tagsüber?«, »Und wenn ihr dann jetzt sehr spät ein langes Mittagsschläfchen haltet, wie ist das dann, wenn ihr ins Bett geht und schlafen wollt?«
>
> Wichtig ist dabei, dass man die Begriffe, die die Jugendlichen benutzt haben, aufgreift und diese aufschreibt, also z. B. »matt« statt »müde« schreibt oder z. B. »abends nicht müde« statt »Schlafdruck sinkt«.
>
> Auf Flipchart aufzeichnen:

Flipchart

Grafik zeigen

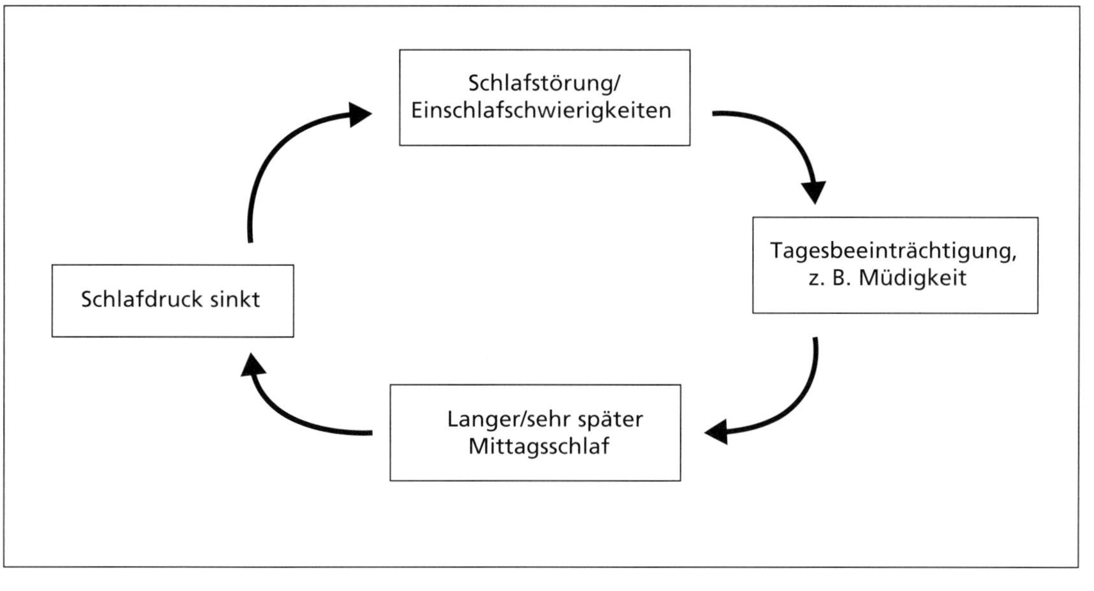

Erklärung Schaubild

Therapeuten

Wenn man unter einer Schlafstörung leidet, dann ist man ja meist am nächsten Tag nicht sehr erholt, man fühlt sich müde und schlapp. Oft legen sich die Leute deshalb mittags noch mal ins Bett. Wenn man jedoch seinen Mittagsschlaf erst sehr spät macht oder aber ganz lange schläft, dann hat der Körper danach nicht mehr so stark das Bedürfnis, zu schlafen – der Schlafdruck sinkt. Das hat wiederum zur Folge, dass man abends sehr lange nicht einschlafen kann oder sonstige Probleme mit dem Nachtschlaf bekommt. Das führt wiederum dazu, dass man am nächsten Tag wieder unter Tagesbeeinträchtigungen leidet – ein Teufelskreis entsteht.

Uhr am Bett

Tipp: Entfernt eure Uhr vom Bett oder dreht sie so, dass ihr nachts die Uhrzeit nicht ablesen könnt.

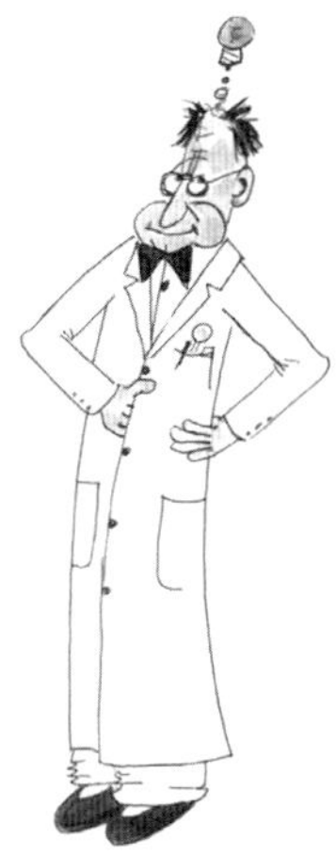

Falls die Jugendlichen eine Uhr am Bett stehen haben, sollten sie diese entfernen oder so hinstellen, dass sie sie nachts nicht sehen können. Wenn man nicht schlafen kann, kann es ganz schön stressig sein, zu sehen, wie viel Uhr es schon wieder ist (»Schon wieder 2 Uhr, ich bekomme heute Nacht wieder nicht genug Schlaf!«).

Therapeuten

ggf. Getränke

Bevor wir uns damit beschäftigen, welche Tipps unser Sleep Doc noch so auf Lager hat, wollen wir eine kleine **Pause** einlegen.

Schlafhygiene bei der Schlafplanung

2.1.3 Schlafhygiene bei der Schlafplanung

Sonne am Morgen

Nun kennt ihr ja meine Schwester Anna schon ein wenig aus meinen Erzählungen. Was wir herausbekommen haben, war, dass sie gerne den Rollladen total zu gemacht hat, so dass es stockdunkel war. Am Morgen wurde sie dann trotz Wecker nur sehr schwer wach. Den ganzen Morgen über kämpfte sie dann damit, richtig aufzuwachen, doch es dauerte immer sehr lang, bis sie einigermaßen fit war. Das war in der Schule richtig blöd, weil die Lehrer immer dachten, sie wäre nicht interessiert. Aber ganz besonders schlimm war es am Wochenende, wenn sie keinen Wecker gestellt hat. Dann schlief sie sehr lang, während ich schon längst von der Sonne geweckt wurde. Am Abend, wenn ich dann schon im Bett war, war sie trotz ihrer morgendlichen Schwierigkeiten in Schwung zu kommen, nicht müde und hatte die bekannten Probleme einzuschlafen. Könnt ihr euch vorstellen, warum meine Schwester solch starke Schlafprobleme hatte? Und warum schlief sie am Wochenende so viel länger als ich?

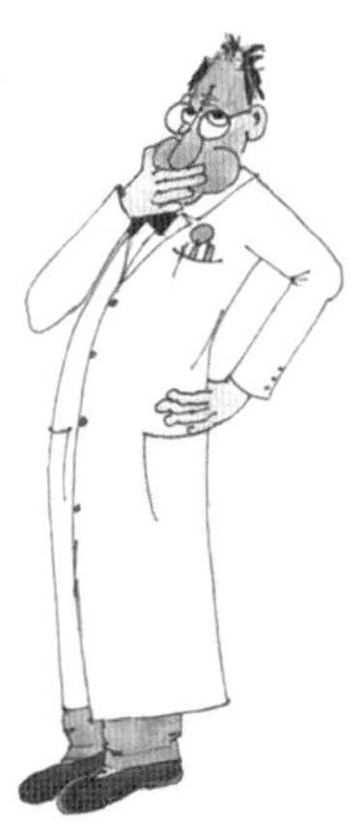

Therapeuten

Was verrät euch diese Geschichte von Prof. Paul Paulsen und seiner Schwester?

Woher weiß der Körper, wann er schlafen soll und wann er wach sein soll?

Der Körper weiß, wann er schlafen und wann er wach sein soll, indem er sich an sogenannten **Zeitgebern** orientiert. Ein Zeitgeber ist ein Hinweis aus der Umgebung, der dem Körper sagt, was gerade dran ist: schlafen oder wach sein.

Der wichtigste Zeitgeber ist das **Licht**. Das Licht sagt dem Körper, wann der Tag beginnt und er wach werden sollte. Ohne das Licht ist es für Anna schwierig, morgens rechtzeitig wach zu werden und abends zur Schlafenszeit einzuschlafen.

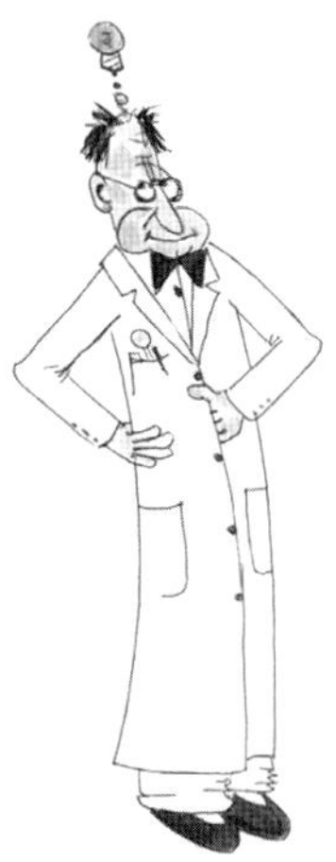

Tipp: Nun, jetzt wisst ihr es! Es ist gut, wenn ihr eurem Körper am Morgen ein ganz deutliches Zeichen gebt, dass er wach werden soll, indem ihr morgens so viel Sonnenlicht wie möglich »tankt«. Dadurch weiß euer Körper, dass er um diese Zeit richtig wach und leistungsfähig werden soll.
In der Nacht solltet ihr hingegen in einem möglichst dunklen Zimmer schlafen, damit euer Körper weiß, dass es jetzt Zeit ist, zu schlafen.

Das gilt besonders für diejenigen, die morgens nur schwer aus dem Bett kommen und abends lang nicht einschlafen können.

Therapeuten

Überlegt einmal, welche Möglichkeiten ihr habt, morgens eine Extra-Portion Licht zu tanken?

- Mit dem Rad zur Schule
- Laufen
- Auf dem Balkon frühstücken/direkt am Fenster
- Am Wochenende direkt morgens draußen spielen gehen
- Am Morgen joggen gehen
- ...

Neben dem Licht gibt es noch weitere Zeitgeber wie z. B. das Klingeln eures Weckers oder wann ihr zu Mittag oder Abend esst. Sie helfen eurem Körper, den richtigen Schlaf-Wach-Rhythmus zu finden.
Ihr könnt euch das so vorstellen, als hättet ihr in eurem Körper eine »innere Uhr«. Diese Uhr muss in regelmäßigen Abständen von den Zeitgebern neu gestellt werden, damit sie dem Körper die richtige Zeit anzeigt. Wenn ihr also einen regelmäßigen Tagesrhythmus habt, immer zur gleichen Zeit zu Mittag und Abend esst und euer Wecker immer zur gleichen Zeit klingelt, dann helft ihr eurem Körper, einen guten Schlaf-Wach-Rhythmus zu finden.
ällt das alles weg, dann weiß der Körper überhaupt nicht mehr, wann er wach sein soll und wann er schlafen soll.

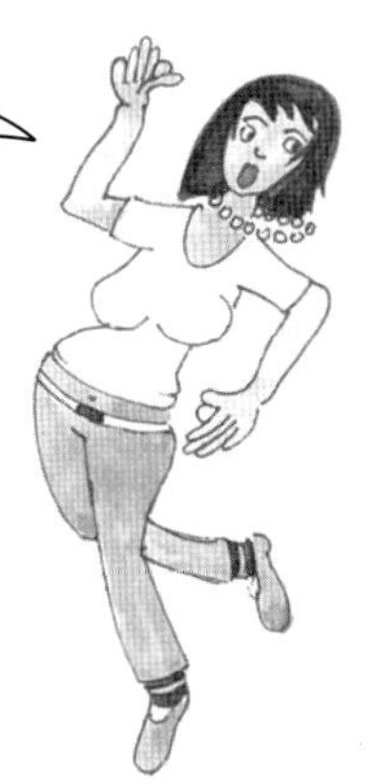

2.2 Von den Eulen und den Lerchen

Langschläfer und Frühaufsteher

Unter den Menschen gibt es Eulen und Lerchen.

Therapeuten

Was glaubt ihr, ist der Unterschied zwischen Eulen und Lerchen?

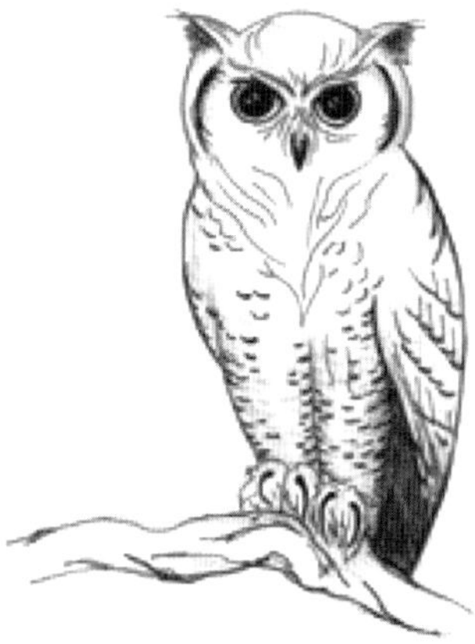

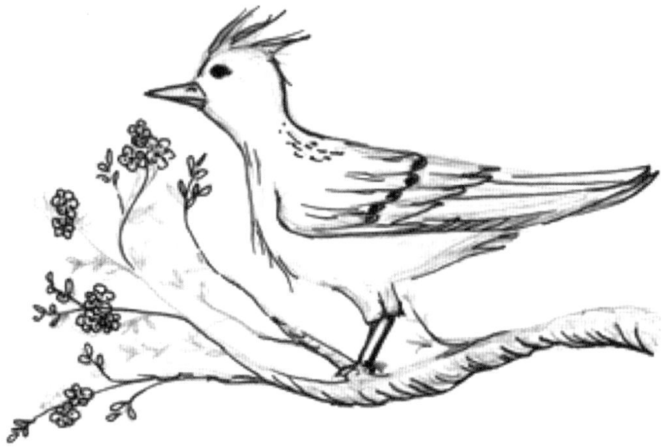

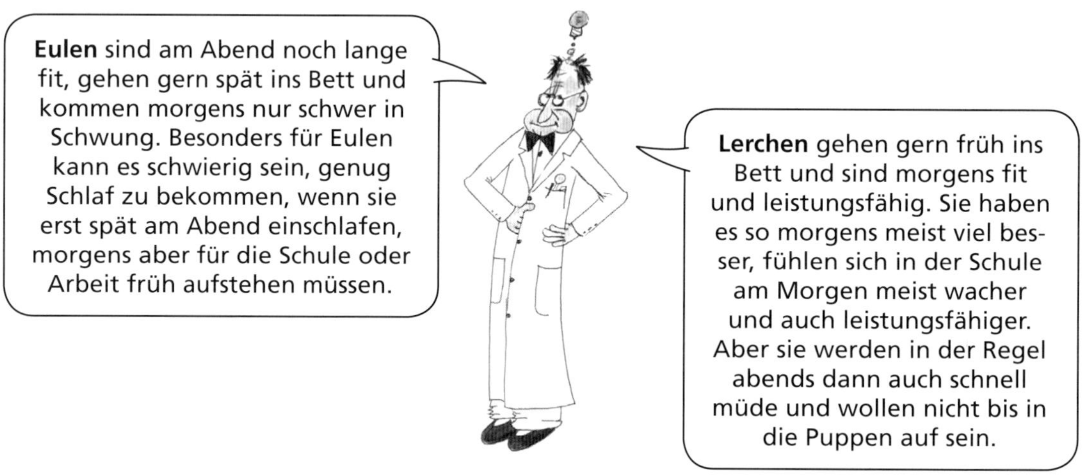
Eulen sind am Abend noch lange fit, gehen gern spät ins Bett und kommen morgens nur schwer in Schwung. Besonders für Eulen kann es schwierig sein, genug Schlaf zu bekommen, wenn sie erst spät am Abend einschlafen, morgens aber für die Schule oder Arbeit früh aufstehen müssen.
Lerchen gehen gern früh ins Bett und sind morgens fit und leistungsfähig. Sie haben es so morgens meist viel besser, fühlen sich in der Schule am Morgen meist wacher und auch leistungsfähiger. Aber sie werden in der Regel abends dann auch schnell müde und wollen nicht bis in die Puppen auf sein.

Grafik Eule/Lerche zeigen

Diejenigen unter den Jugendlichen, die zu den Eulen gehören, können ihrem Körper helfen, ein wenig früher einzuschlafen und morgens besser aus den Federn zu kommen. Dies können sie tun, indem sie die Tipps zur Schlafplanung beachten, die wir jetzt besprechen. Aber auch für die Lerchen sind diese Tipps sehr wichtig.

Therapeuten

Vorgehen:
Die Jugendlichen sollen sich zu dem Bild (Eule oder Lerche) stellen, je nachdem was auf sie zutrifft. »Seid ihr eher Eulen oder eher Lerchen? Stellt euch bitte zu dem jeweiligen Bild.«

Im Anschluss werden nacheinander die einzelnen Familienmitglieder durchgegangen. Auch hier sollen sich die Jugendlichen zum jeweils passenden Bild stellen: »Was glaubt ihr, was eure Eltern, Geschwister, Großeltern … sind?«

Zum einen soll hier der Unterschied aufgezeigt werden, den es zwischen den Generationen gibt, u. a. dass Jugendliche teilweise Spätaufsteher sind und sich ihr Rhythmus im Laufe des Lebens verändert, so dass sie wieder früher aufstehen. Zum anderen gibt es eine genetische Komponente, d. h. den Vergleich zwischen Eltern und Jugendlichen ziehen.

2.2.1 Schlafrhythmus: Regelmäßige Aufstehzeit und regelmäßige Zubettgehzeit

Schlafrhythmus

Regelmäßige Aufstehzeit

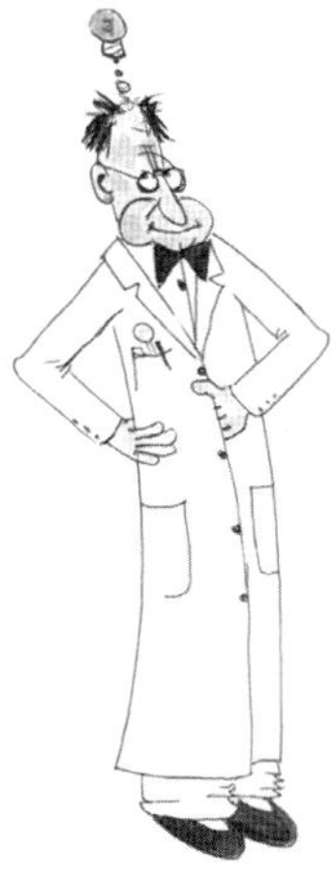

Tipp: Steht immer zur gleichen Zeit auf. Je geringer der Unterschied zwischen euren Aufstehzeiten ist, desto besser. Der Unterschied sollte im Idealfall nicht größer als ½–1 Stunde sein.

Indem die Jugendlichen immer zur gleichen Zeit aufstehen, ermöglichen sie ihrem Körper, einen gleichmäßigen Schlaf-Wach-Rhythmus zu finden. Die Aufstehzeit ist dabei besonders wichtig, da sie als »Ankerpunkt« für den Körper dient.

Sitzung 2

Therapeuten

Vorgehen:
Gemeinsames Erarbeiten des Teufelskreises

Wichtig ist dabei, dass man die Begriffe, die die Jugendlichen benutzt haben, aufgreift und diese aufschreibt.

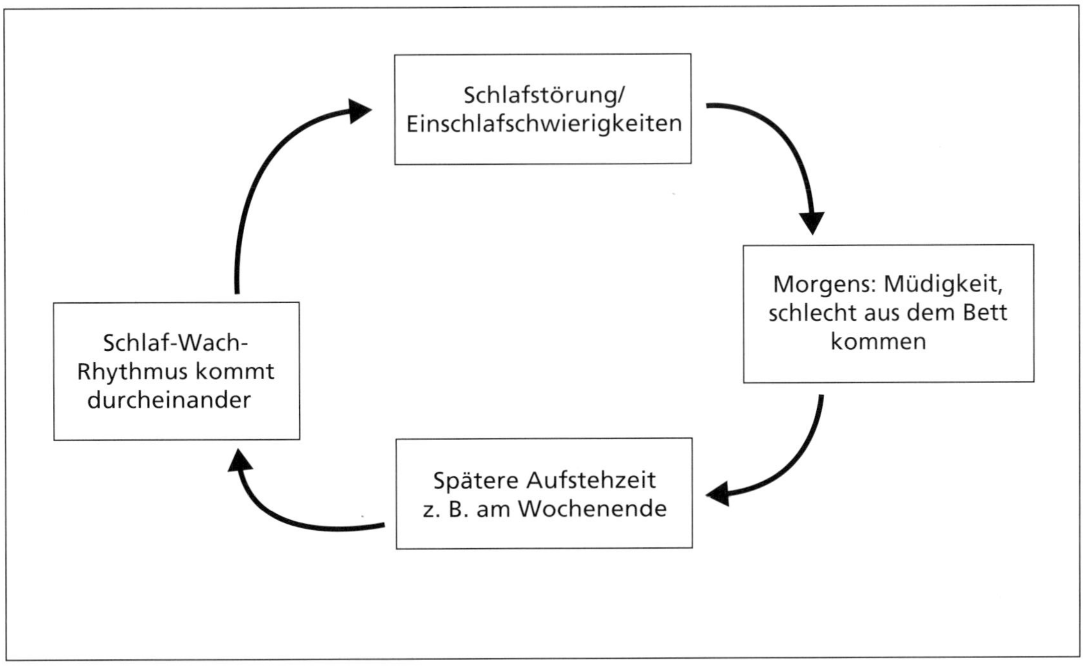

Grafik mit Teufelskreis zeigen
Flipchart

Erklärung Schaubild

Therapeuten

Den Teufelskreis, den wir vorhin besprochen haben, können wir auch auf dieses Beispiel anwenden. Oft führt eine Schlafstörung dazu, dass man sich morgens müde fühlt und nur schlecht aus dem Bett kommt. Wenn man nun z. B. am Wochenende deshalb erst sehr spät aufsteht, weil man versucht auszuschlafen, dann bringt man so seinen Schlaf-Wach-Rhythmus durcheinander. Der Körper weiß dann wieder nicht, wann er müde werden soll, man bekommt am Abend Schwierigkeiten beim Einschlafen und der Teufelskreis beginnt wieder von vorne.

Soll man auch dann zur gleichen Zeit aufstehen, wenn man schlecht geschlafen hat?
Die regelmäßige Aufstehzeit gilt auch dann, wenn man schlecht geschlafen hat. Es ist besser aufzustehen, als noch eine Weile im Bett zu dämmern. Dieser Dämmerzustand hat nämlich keine erholsame Wirkung mehr und bringt nur den Schlaf-Wach-Rhythmus durcheinander.

Kann man am Wochenende länger schlafen?
Auch am Wochenende sollten die Jugendlichen höchstens eine Stunde länger schlafen als unter der Woche. Generell gilt: Je kleiner der Unterschied zwischen den Aufstehzeiten ist, desto besser.

Jugendliche

Wusstet ihr schon, dass ...
... das »Ausschlafen am Wochenende« für euren Körper manchmal gar nicht so erholsam ist? Dies liegt daran, dass man am Morgen mehr Zeit im Traum-Schlaf verbringt, in dem man nicht sehr tief und erholsam schläft. Außerdem werden hier im Körper Stoffe produziert, die für den Körper stressig sind. Diese Stoffe führen dazu, dass ihr euch nach dem Ausschlafen nicht so gut fühlt und ihr eventuell schlechtere Laune habt.

Regelmäßige Zubettgehzeiten

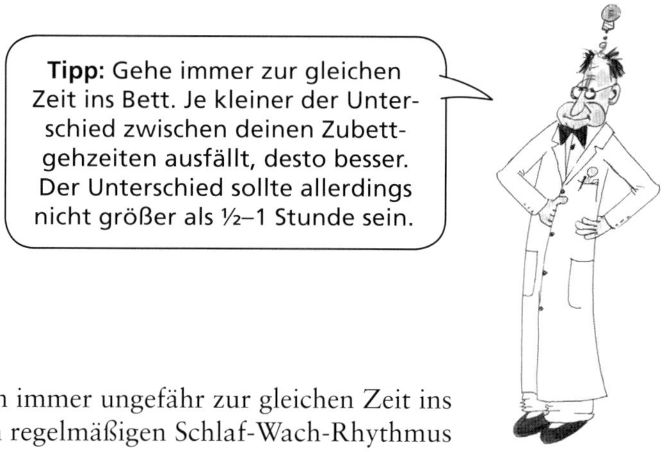

Es ist wichtig, dass die Jugendlichen immer ungefähr zur gleichen Zeit ins Bett gehen, damit ihr Körper seinen regelmäßigen Schlaf-Wach-Rhythmus finden kann. Besonders bei den Eulen ist es wichtig, dass sie regelmäßige Zubettgehzeiten einhalten. Für den Körper ist es sehr leicht, später ins Bett zu gehen. Das Problem dabei ist, dass sich dabei euer Schlaf-Wach-Rhythmus nach hinten verschiebt und ihr am nächsten Tag noch später müde werdet.

Nochmals auf den Teufelskreis verweisen.

Grafik mit Teufelskreis zeigen

In den folgenden Tagen wieder früher ins Bett zu gehen, ist dann sehr schwer. Daher gilt auch hier: In Ausnahmefällen sollten die Jugendlichen höchstens 1/2–1 Stunde später ins Bett gehen.

Müde werden

Therapeuten

Vielleicht fragt ihr euch jetzt, um wie viel Uhr ihr ins Bett gehen solltet.

Das Schlafbedürfnis der Menschen ist ganz unterschiedlich, der eine braucht mehr, der andere weniger Schlaf. Deshalb muss jeder einzelne für sich selbst herausfinden, wann er ins Bett gehen sollte.

Generell gilt: Wenn man abends müde ist, sollte man ins Bett gehen.

Wenn jemand immer erst sehr spät müde wird, kann es sein, dass er seinem Körper erst antrainieren muss, rechtzeitig müde zu werden. Wenn jemand z. B. erst um 23:00 Uhr einschläft, aber früher schlafen sollte, um genug Schlaf zu bekommen, dann gibt es die Möglichkeit, den Körper an eine frühere Zubettgehzeit zu gewöhnen: Man sollte dann jeden zweiten Tag 15 Minuten früher ins Bett gehen. Es ist dabei wichtig, dass man wirklich konsequent ist. Die Zubettgehzeit wird dabei so lange nach vorne verschoben, bis man rechtzeitig einschläft. Von da an soll man dann immer zur gleichen Zeit ins Bett gehen!

Therapeuten

Bsp.: Andy schläft immer um 22:00 Uhr ein. Er merkt aber, dass er zu wenig Schlaf bekommt, da er morgens nur schwer aufwacht und auch nach dem Aufwachen nicht richtig in Schwung kommt. Er weiß, dass schon 45 Minuten mehr Schlaf einen großen Unterschied für ihn machen. Was könnte Andy tun, um früher schlafen zu können?

Vorgehen:
Die Uhrzeiten-Kärtchen werden ungeordnet auf dem Boden ausgelegt.

Die Jugendlichen sollen versuchen, einen Plan daraus zu machen, der Andy helfen soll, früher schlafen zu können.

Sitzung 2

Karten mit Tagen und Uhrzeiten

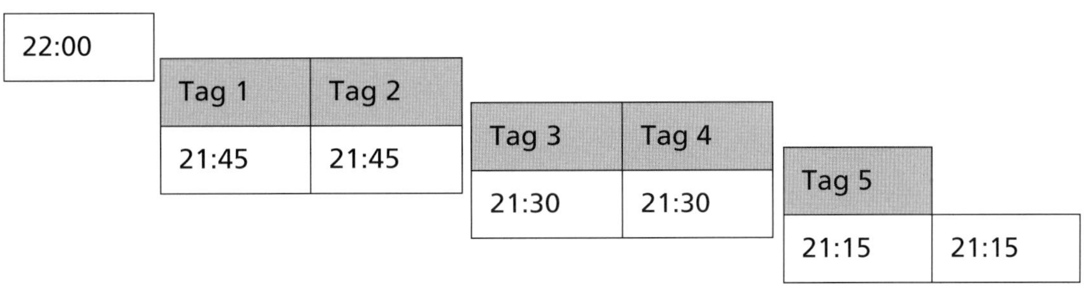

Grafik mit Lösungen zeigen

Therapeuten

Am ersten Trainingstag geht Andy 15 Minuten früher ins Bett, also um 21:45 Uhr. Damit sein Körper Zeit hat, sich an diese frühere Bettzeit zu gewöhnen, geht er auch am zweiten Tag um 21:45 Uhr ins Bett. Am dritten Tag geht er wieder 15 Minuten früher ins Bett. So verschiebt er langsam seine Einschlafzeit nach vorne, bis er rechtzeitig einschläft.

Manchmal kann es sein, dass der Körper etwas länger braucht, um sich an die frühere Einschlafzeit zu gewöhnen. Dann kann man ruhig ein paar Tage länger auf einer Stufe bleiben.

Tipp: Wenn du am Abend zu spät müde wirst, dann kannst du deinen Körper umtrainieren:

- Geh jeden zweiten Tag 15 Min. früher ins Bett.
- Bleib konsequent!
- Mach dies so lange, bis du zur gewünschten Uhrzeit einschläfst.
- Geh von da an immer zur gleichen Zeit ins Bett.

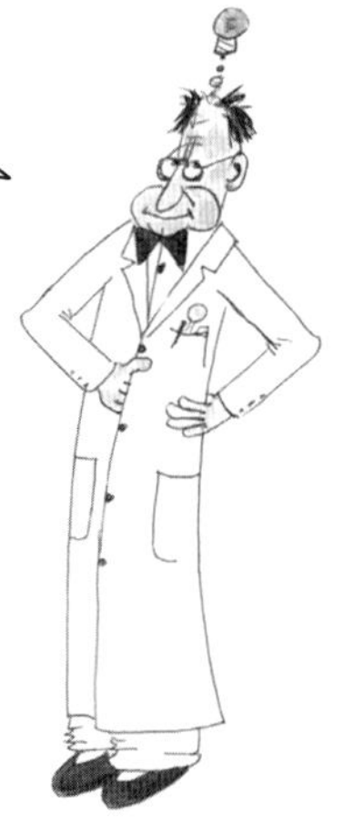

Kärtchen vorlesen lassen

Jugendliche

Wusstet ihr schon, dass …
… Personen mit einem regelmäßigen Schlaf-Wach-Rhythmus sich bei gleicher Schlafmenge wacher und erholter fühlen, als Personen, die einen unregelmäßigen Schlaf-Wach-Rhythmus haben?

Nicht-schlafen-Können: Was soll man machen, wenn man im Bett liegt und ewig nicht einschlafen kann?

Therapeuten

Vielleicht verwundert euch diese Schlafhygieneregel etwas. Ihr sollt doch abends schlafen, warum sollt ihr dann wieder aufstehen, wenn ihr nicht einschlafen könnt? Weiß jemand, warum das so sein könnte?

Wenn die Jugendlichen am Abend/in der Nacht im Bett liegen und länger als 15 Minuten nicht einschlafen können bzw. wenn sie sich darüber ärgeren oder anfangen zu grübeln, dann sollten sie kurz aufstehen. Denn wenn sie im Bett liegen bleiben, dann lernt der Körper, dass das Bett mit dem Nicht-Schlafen-Können verbunden ist.

Indem sie aufstehen, wenn sie eine längere Zeit nicht einschlafen können, verhindern die Jugendlichen, dass ihr Körper solche falschen Sachen lernt.

Wenn die Jugendlichen aufstehen, sollten sie sich außerhalb ihres Bettes hinsetzen und ruhige Musik oder die Imaginationsübungen hören.

Es ist dabei ganz wichtig, dass sich die Jugendlichen während dieser Zeit alleine beschäftigen. Denn wenn sie nach dem Aufstehen zu ihren Geschwistern oder Eltern gehen, dann lernt ihr Körper, dass sich das Nicht-Einschlafen lohnt, weil er dann aufstehen und sich mit jemandem unterhalten darf. Das Gleiche gilt für die Beschäftigung mit spannenden Dingen!

Wenn sie die CD mit den Imaginationsübungen in diesem Fall hören, dann gilt das übrigens nicht als Übung für das Training. Das heißt, wenn sie am Tag nicht die Zeit gefunden haben, die CD zu hören, dann sollen sie das nachts auch nicht nachholen und sich nicht dafür mit einem Aufkleber belohnen. Denn in der Nacht sollen sie die Imaginationsübungen-CD einsetzen können, um wieder ruhiger zu werden. Und damit das gut klappt, sollte man am Tag geübt haben.

Am besten suchen sich die Jugendlichen schon am Tag einen festen Platz aus, an den sie jedes Mal gehen, wenn sie aufstehen und grübeln/nachdenken müssen. Solch ein fester Platz (ein »Grübelstuhl«) hilft ihrem Körper, die Gedanken und Sorgen an diesem Ort zu lassen, wenn sie später wieder ins Bett gehen. Außerdem sollten die Jugendlichen nachts kein Licht oder nur ein schwaches Licht anmachen, damit sie ihren Körper nicht wieder wach machen.

Sie sollen sich mit nichts Spannendem beschäftigen, da sie sonst eventuell nicht merken, dass sie wieder müde werden. Denn sobald sie müde werden, sollten sie zurück ins Bett gehen.

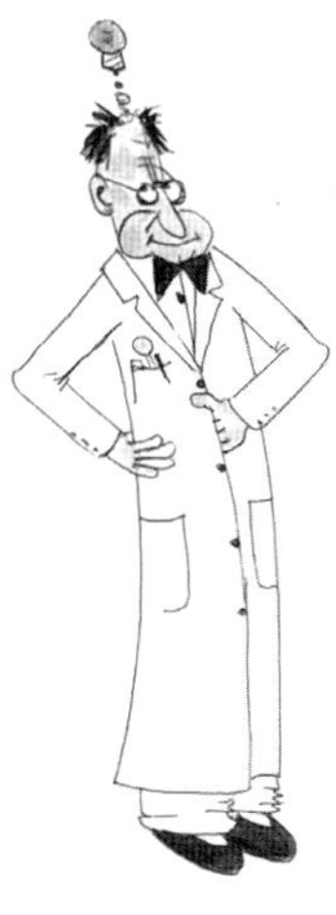

Tipp: Steh wieder auf, wenn du länger als 15 Minuten nicht einschlafen kannst bzw. wenn du anfängst, dich darüber zu ärgern oder zu grübeln.

- Setz dich auf deinen »Grübelort««.
- Beschäftige dich evtl. mit etwas Ruhigem (Musik/CD mit den Imaginationsübungen)
- Mach kein oder nur ein kleines Licht an.
- Geh wieder ins Bett, wenn du müde wirst.

Therapeuten

Nachdem ihr jetzt in das Arbeitsblatt 4 eingetragen habt, welche Schlafhygieneregeln ihr in Zukunft einhalten wollt, möchten wir euch bitten, euch ein paar davon auszusuchen, die ihr bis zum nächsten Mal durchführen wollt, und diese in Arbeitsblatt 5 auf S. 76 (S. 46 im Begleit- und Arbeitsbuch) einzutragen. Nehmt euch nicht zu viel vor, es ist besser, die Schlafhygieneregeln nach und nach in euren Alltag aufzunehmen, als sich zu viel vorzunehmen und es dann nicht zu schaffen. Denn wenn ihr kleine Schritte macht, dann motivieren euch eure kleinen Erfolge. Wenn ihr euch aber zu viel vornehmt, dann kann es passieren, dass ihr scheitert und das ist nicht sehr motivierend.

Nächstes Mal könnt ihr uns dann berichten, wie die Umsetzung eurer Schlafhygieneregeln geklappt hat.

Anmerkung Therapeuten: Es sollten vier Regeln ausgewählt werden.

Arbeitsblatt 4: Schlafhygiene-regeln, S. 65

Arbeitsblatt 5: Feldexperiment zu Schlafhygiene, S. 76

Arbeitsblatt 5: Feldexperiment zur Schlafhygiene

Arbeitsblatt 5
Jugendlichen- und Elternmanual S. 46

Wenn du dich an einem Tag an deinen Vorsatz gehalten hast, kreuz »ja« an. Wenn du dich nicht an deinen Vorsatz gehalten hast, kreuz »nein« an.

	Wochentag						
Was nehme ich mir vor?	**Mo**	**Di**	**Mi**	**Do**	**Fr**	**Sa**	**So**
Goldene Regel	ja nein	ja nein	ja nein	ja nein	ja nein	ja nein	ja nein
Schlafrhythmus	ja nein	ja nein	ja nein	ja nein	ja nein	ja nein	ja nein
	ja nein	ja nein	ja nein	ja nein	ja nein	ja nein	ja nein
	ja nein	ja nein	ja nein	ja nein	ja nein	ja nein	ja nein
	ja nein	ja nein	ja nein	ja nein	ja nein	ja nein	ja nein
	ja nein	ja nein	ja nein	ja nein	ja nein	ja nein	ja nein

Die Feldexperimente

Welche Feldexperimente der Sleep Doc in der nächsten Woche für die Jugendlichen vorgesehen hat, können im Experimentalplan auf S. 47 nachgelesen werden.

CDs austeilen und Hausaufgaben besprechen

CDs

Therapeuten

Jetzt gibt's noch das Sahnehäubchen zur zusätzlichen Motivation: Wir werden in den Trainings noch zusätzlich Punkte verteilen! Nachdem wir das nächste Mal die Feldexperimente besprochen haben, werden wir die Schweinehund-Karte vergeben. Diese ist für denjenigen gedacht, der sich besonders angestrengt hat, um sein Feldexperiment umzusetzen, also am meisten seinen inneren Schweinehund überwinden musste.

Die Schweinehund-Karte zeigen.

Schweinehund-Karte

2.3 Sleep Lab für Imagination oder Hypnose 2

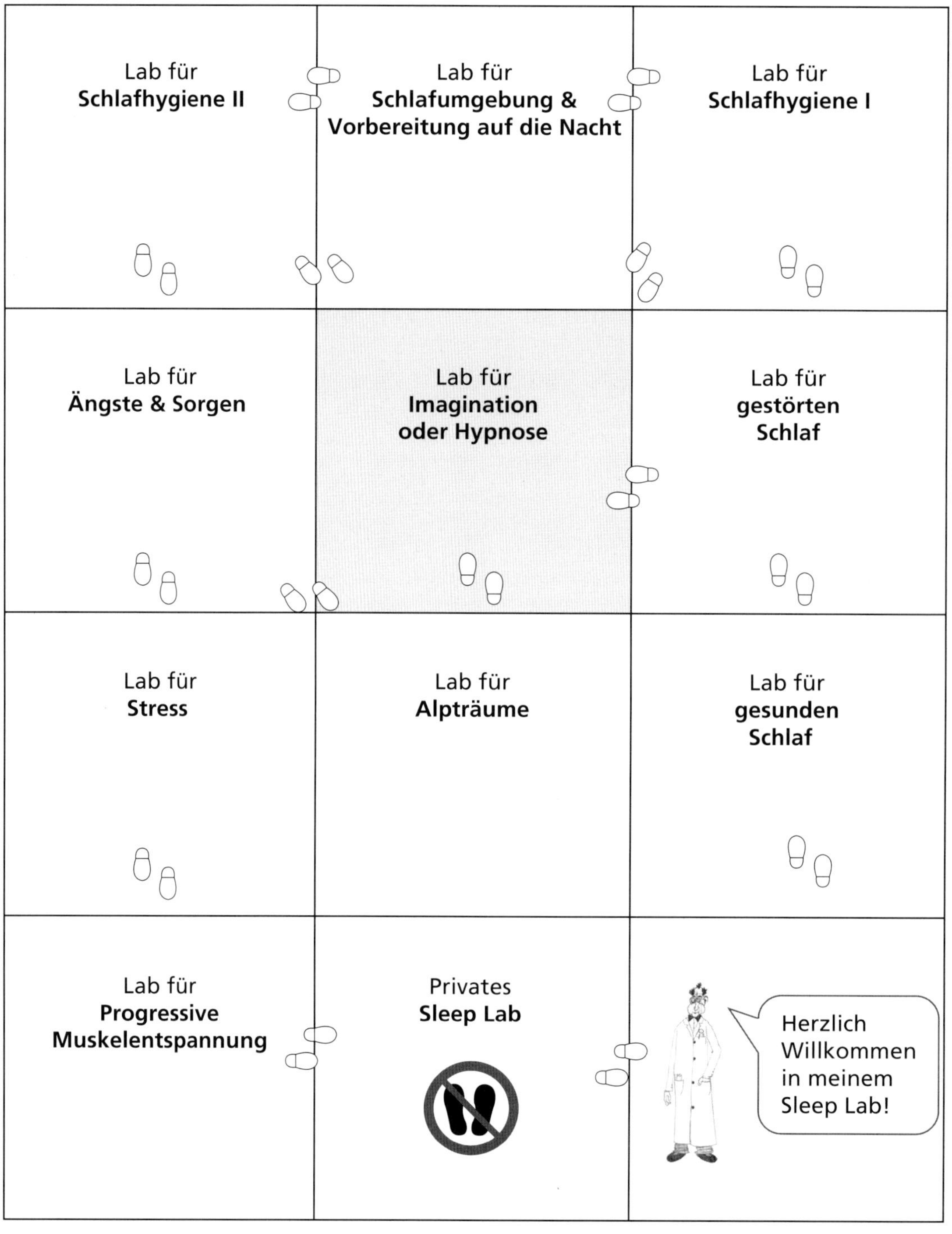

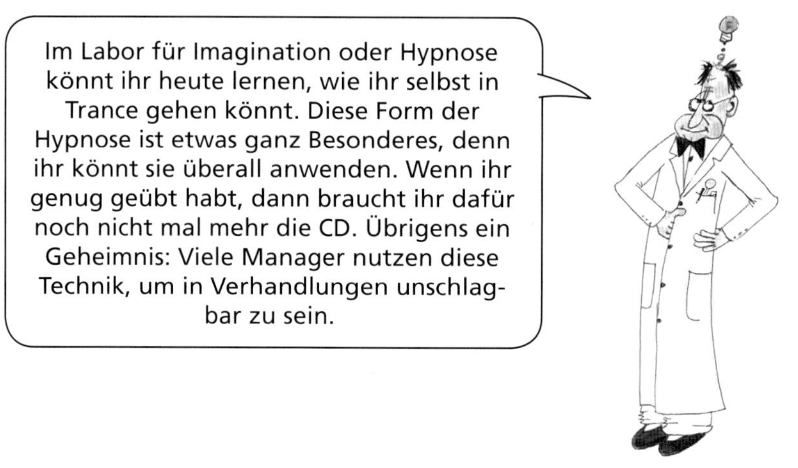

2.3.1 Imaginationsübung: Selbsthypnose

Therapeuten

Imaginationsübung vorlesen

Mit diesem Trick kannst du lernen, selber in Trance zu gelangen. Und dafür musst du nur Folgendes tun:

Also ... zuerst nimmst du deinen Daumen ... den rechten oder den linken Daumen ... derjenige, der besser ist für dich ... und dann, wenn du weißt, welcher Daumen der beste ist, schaust du auf deinen Daumennagel ... am besten auf den weißen Halbmond schauen. ... deinen Blick ganz konzentriert auf den Halbmond richten und wenn du dort drauf schaust, dann nicht blinzeln, sondern die Augen möglichst offen halten. Und dann durch den Halbmond durchschauen, so als wolltest du viel weiter schauen ... und jetzt kannst du anfangen mit der 3 – 2 – 1 Methode.

Dreimal hören: ich höre ... was im Nebenraum ist ... ich höre ... in meinen Bauch hinein ... ich höre ... meinen Atem.

Dreimal sehen: ich sehe ... was da vor mir ist ... ich sehe ... links von mir was ganz Bestimmtes ... ich sehe ... rechts von mir ... etwas anderes.

Dreimal fühlen: ich fühle ... die Unterlage unter mir ... ich fühle ... meine Arme ... ich fühle ... meine Beine

Jetzt zweimal:
Zweimal hören: ich höre ... was im Nebenraum ist ... ich höre ... in meinen Bauch hinein.
Zweimal sehen: ich sehe ... was da vor mir ist ... ich sehe ... links von mir was ganz Bestimmtes.
Zweimal fühlen: ich fühle ... die Unterlage unter mir ... ich fühle ... meine Arme.

Jetzt einmal:
Einmal hören: ich höre ... was im Nebenraum ist.
Einmal sehen: ich sehe ... was da vor mir ist.
Einmal fühlen: ich fühle ... die Unterlage unter mir.

Und dann bin ich in Trance und kann ganz ruhig sein. Und ich kann mir nun ein Tier vorstellen ... ganz von allein ... ein Tier, mit dem ich Kraft und Ruhe verbinde ... das ruhig und doch kraftvoll ist ... mit dem ich mich innerlich vielleicht verbunden fühle ... ein Tier, das vielleicht ganz mächtig ist ... ruhig und kraftvoll ... mutig und stark ... ganz von allein ... alles bewältigen ... sicher und ruhig ... einfach so ... und ich kann sehen wie groß es ist, sehen, wie es aussieht ... die Figur ... der Kopf ... oder anderes ... vielleicht die Pfoten oder die Flügel ... alles, was mir wichtig ist ... und vielleicht macht es eigene Geräusche beim Bewegen oder vielleicht gähnt es oder knurrt oder macht andere Geräusche ... und ich kann erkennen, dass es stark ist ... vielleicht auf seine ganz eigene Art ... stark ist und ich kann vielleicht spüren, wie sich sein Fell oder seine Haut anfühlt ... ob es eher weich ist oder fest ... und ich kann es vielleicht auch riechen ... vielleicht hat es einen ganz tollen Geruch ... und vielleicht erinnert mich dieser Geruch an einen Lieblingsgeruch, den ich habe und den ich gut finde ... ganz einfach so ... egal, ob es Wirklichkeit ist oder einfach so ... und ich kann mir vorstellen, wie es sich anfühlt, das Tier zu sein ... diese Kraft zu besitzen ... diese Stärke ... und diese Ruhe ... und einfach zu wissen ... dass alles funktioniert ... dass ich alles im Griff habe ... und meinen Kräften vertrauen kann ... ganz einfach von allein ... alles gehen wird ... und ich kann die Kraft im ganzen Körper spüren .... ich kann probieren, wie es sich anfühlt, sich so zu bewegen, zu gehen ... zu laufen ... kraftvoll und mutig ... sich bewegen können ... einfach so ... ich kann überprüfen, wo sie am stärksten ist ... die Kraft und Ruhe ... und sie ganz genau spüren ... einfach so ... und dieses Wissen fest in meinem Körper speichern ... verankern ... das Wissen, das ich längst schon habe ...

Und dann kann ich langsam zurückkehren hierher ... in diesen Raum ... und wieder von drei rückwärts auf eins zählen ... oder von ganz allein einfach wieder hierher zurückkehren ... drei ... zwei und tief durchatmen ... und bei eins wieder hier sein ...

Therapeuten

- Wie ging es euch mit der heutigen Trance?
- Welches Tier habt ihr denn getroffen?
- Konntet ihr es spüren?
- Wie sieht es aus?
- Wie riecht es?
- Wie fühlt es sich an?
- Hat es sich vielleicht zwischendurch sogar verändert, ist es zu einem anderen Tier geworden oder war es eine Mischung aus verschiedenen Tieren?
- Welche Eigenschaften hat das Tier? Ist es z. B. stark, beschützt es dich?

Experimentalplan Feldexperiment

Jugendlichen- und Elternmanual S. 47

Experimentalplan zeigen

Feldexperiment		Punkte	√
Imagination »Selbsthypnose«	• Üb wie schon letzte Woche die Imagination. • Wenn du in Trance gehst und dein Tier triffst, dann versuche, es ganz intensiv zu spüren. Wie sieht es aus? Wie riecht es? Welche Geräusche macht es? Wie fühlt es sich an? Vielleicht verändert es sich ja auch von Mal zu Mal und gibt dir genau das, was du gerade brauchst? Kannst du seine Kraft und Sicherheit spüren? Beschützt es dich? Vielleicht ist es auch ganz verschmust und hält dich warm? • Tiere aus der Selbsthypnose malen und zur nächsten Sitzung mitbringen!	Pro Übungstag darfst du dir 1 Forscherpunkt einkleben	
Schlafhygieneregeln	• Schreib dir auf dem Arbeitsblatt 4 vier neue Regeln auf, d. h., Regeln, die du vor dem Training noch nicht umgesetzt hast, die du aber gerne umsetzen möchtest. • Notier jeden Tag, ob du die Regeln eingehalten hast, oder ob es nicht so geklappt hat.	Umsetzung versucht: 1 Forscherpunkt *Oder* Umsetzung geschafft: 2 Forscherpunkte Mögliche Sonderpunkte: 1 Schweinehund-Punkt	
Schlaftagebuch	• Ausfüllen und beim nächsten Treffen mitbringen		

Sitzung 3: Elternsitzung

Themenübersicht

Therapeuten

- Begrüßung und Überblick über das Training
- Überblick über die einzelnen Sitzungen (1–5)
- Informationsvermittlung
- Beeinflussende Faktoren
- Schlafhygieneregeln
- Erziehung und Schlaf (Selbstständigkeit, Loben etc.)

Begrüßung

Therapeuten

Ziel:
Kennenlernen des Trainings und der Trainingsinhalte. Psychoedukation hinsichtlich des Schlafes und der benötigten Schlafmenge, Darstellung der Störungsbereiche, kennenlernen der beeinflussenden Faktoren aus elterlicher Perspektive, Erziehungsverhalten.

Vorgehen:
Bei der Darstellung und dem Aufbau von JuSt beginnen, dann zur Psychoedukation hinsichtlich des Schlafes und der benötigten Schlafmenge übergehen und dabei jeweils auf die Symptomatik der Jugendlichen in der Gruppe eingehen, Darstellung der Störungsbereiche, beeinflussende Faktoren aus elterlicher Perspektive erarbeiten und schließlich zum elterlichen Verhalten übergehen. Die Eltern sollen (be)merken, dass sie nicht allein sind und es auch andere Jugendliche mit diesen Problemen, eventuell sogar recht ähnlichen, gibt. Unnötige Teile können entsprechend gekürzt werden.

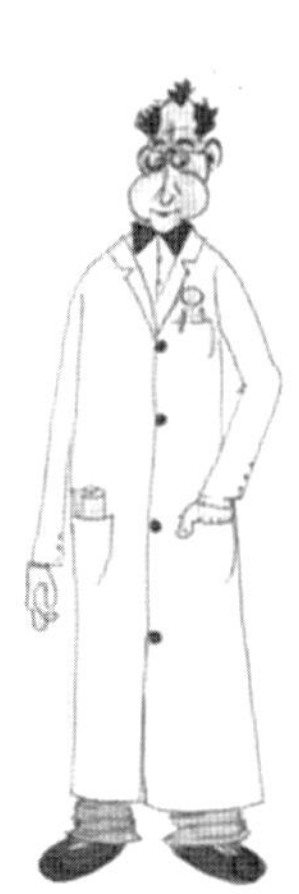

Sitzung 3

Eltern-Begleitmaterialien

Therapeuten

Liebe Eltern,
wir begrüßen Sie herzlich bei unserem Schlaftraining. Sie haben vielleicht einige schon Informationen über dieses Programm anhand von Informationsflyern oder Info-Briefen erhalten. Hier nur noch einmal die wesentlichen Ziele:

Das Programm soll …

- Ihrem Kind helfen, einen erholsamen und gesunden Schlaf zu finden und
- Ihnen als Eltern Möglichkeiten aufzeigen, Ihr Kind dabei zu unterstützen und zu begleiten.

JuSt ist ein psychologisches Behandlungsprogramm, das speziell für Jugendliche entwickelt wurde, die unter Schlafstörungen (hauptsächlich Ein- und Durchschlafstörungen) leiden. Wir führen das Programm in der Gruppe durch, weil hier die Jugendlichen die Möglichkeit haben, sich über mögliche Lösungen auszutauschen, sich gegenseitig zu motivieren und modellhaft von den anderen Teilnehmern zu lernen.

Im Training werden verhaltenstherapeutische Techniken mit Suggestibilitätstechniken (auch moderne Hypnotherapie genannt) verbunden, sodass die Vorteile beider Verfahren genutzt werden können.

Die Verhaltenstherapie zeichnet sich durch ein strukturiertes Vorgehen aus, das sich vor allem auf die Schlafumgebung, das Verhalten am Tag sowie die Schlafgewohnheiten vor dem Schlafengehen bezieht. Hier werden in JuSt vor allem die Jugendlichen gefordert.

Die Arbeit mit Suggestionen oder auch der modernen Hypnotherapie zieht sich durch das gesamte Schlaftraining. Hier wird das ursprüngliche Vermögen des Menschen genutzt, sich ganz auf eine Sache zu konzentrieren. Wir alle kennen eine natürliche Form des Hypnosezustandes, nämlich genau dann, wenn wir mit den Gedanken bei etwas ganz anderem sind. So kommt es z. B. beim Zug- oder Autofahren vor, dass wir einige Augenblicke an etwas sehr intensiv denken und nicht merken, dass die Landschaft sich verändert hat, oder dass man sich beim Autofahren fragt, ob die Ampel wirklich grün gewesen ist. Dies sind typische Situationen, in denen wir uns in einer ganz natürlichen Art von »Trance« befinden – eine Art des Konzentrationszustands, der für die Therapie von Schlafstörungen sehr gut genutzt werden kann und Ihrem Kind (und damit auch Ihnen) hilft, sich am Tag und in der Nacht im Bett zu entspannen und erholsam zu schlafen. In experimentellen Studien konnten wir nachweisen, dass durch eine solche Arbeit mit Vorstellungsbildern der Schlaf tatsächlich verändert werden kann.

Wir wünschen Ihnen und Ihrem Kind viel Spaß und Erfolg mit dem Schlaftraining!
Ihr JuSt-Team

Literaturempfehlungen

Falls die Eltern sich ergänzend zu dem Programm noch weiter informieren wollen, finden sie hier zwei Ratgeber, die wir ihnen empfehlen können. Dabei handelt es sich um allgemeine Ratgeber zum Thema »Schlaf«, die nicht speziell auf Jugendliche zugeschnitten sind.

Spork P (2007) Warum wir schlafen und wie es uns am besten gelingt. Berlin: Rohwolt..
Zulley J (2005) Mein Buch vom guten Schlaf. München: Zabert Sandmann.

Sitzung 3 – Inhaltlicher Einstieg

3.1 Das Schlaflabor

Die Jugendlichen werden im JuSt-Training von einem »Sleep Doc« empfangen, der sie durch sein »Sleep Lab« führt. Selbstverständlich gibt es dieses Lab nicht wirklich, sondern repräsentiert die einzelnen Trainingsbausteine. Unten können die Eltern das Sleep Lab sehen.

Jugendlichen- und Elternmanual S. 113

Ziel: Die Jugendlichen lernen so verschiedene Strategien kennen, wie sie ihre Schlafprobleme überwinden können. So sollen sie nach und nach zu Experten für ihren eigenen Schlaf werden.

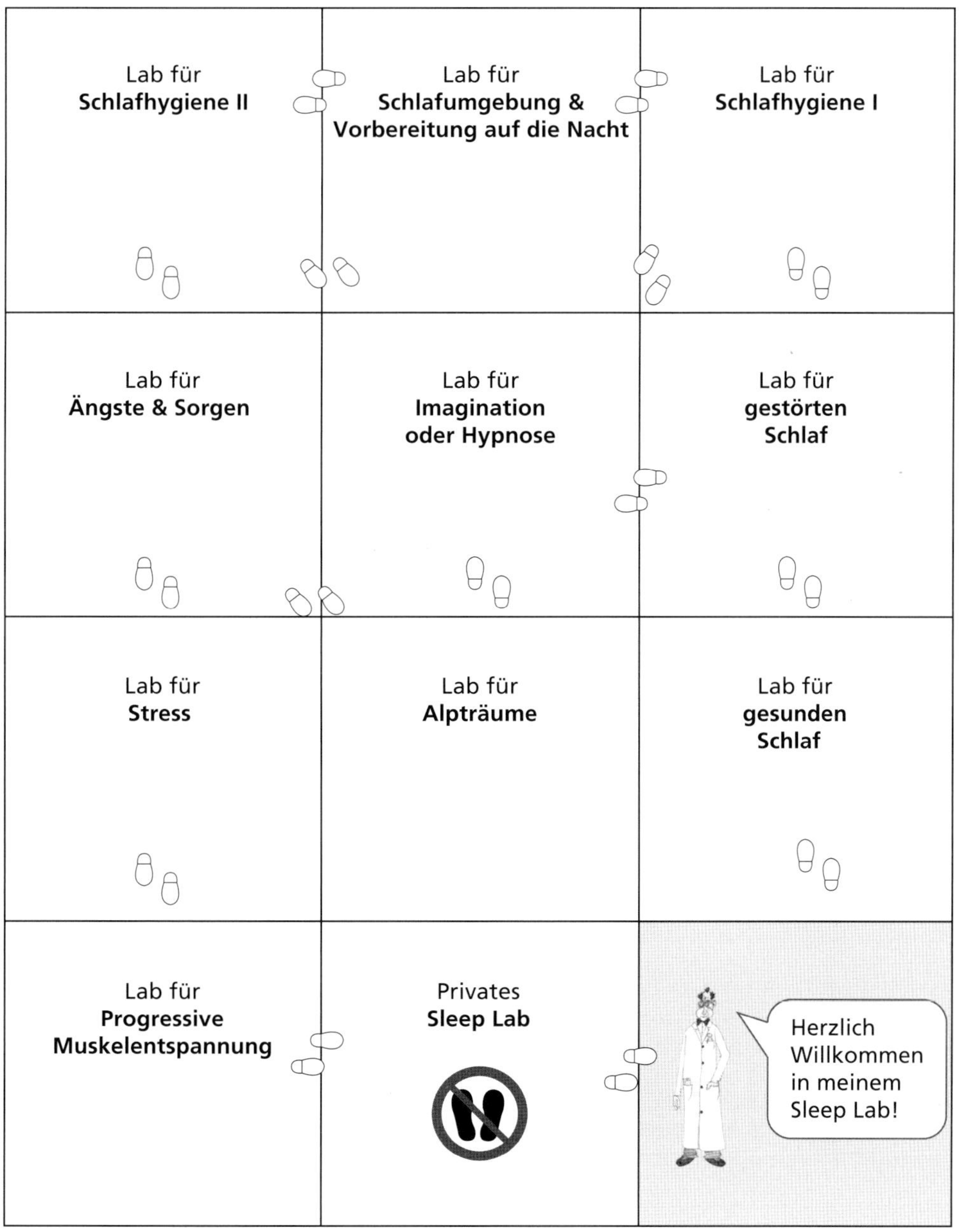

3.2 Der Sleep Doc

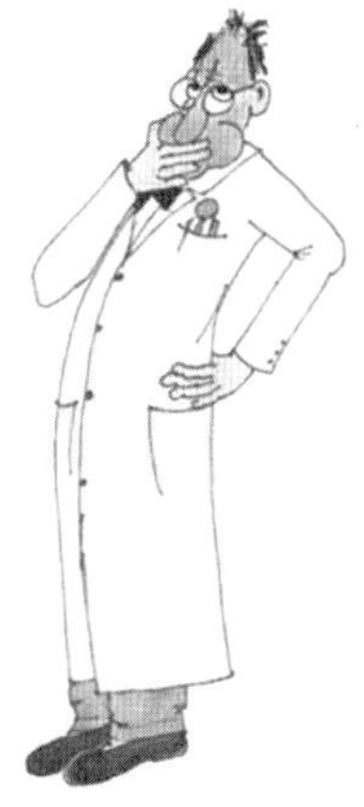

Bei diesem Vorhaben werden die Jugendlichen von unserem »Sleep Doc« Paul Paulsen unterstützt. Er ist Experte für den Schlaf, kommt aber nur selten aus seinem Schlaflabor heraus. Daher bittet er die Jugendlichen, die neu erlernten Strategien in »Feldexperimenten« (Hausaufgaben) auszuprobieren.

3.3 Das Belohnungssystem

Für die Umsetzung der Übungen erhalten die Jugendlichen Punkte. Je nach Punktestand am Ende des Trainings können sie dann den Titel des Hilfswissenschaftlers, den Doktortitel oder sogar den Professorentitel erwerben und sollen dafür eine angemessene Belohnung erhalten (die Eltern sollen dies bitte mit ihrem Kind besprechen).

Sitzungsüberblick

3.4 Die Themen

3.4.1 Sitzung 1

In der ersten Sitzung lernen die Jugendlichen viel über den gesunden und gestörten Schlaf. Außerdem werden sie hier in das Schlaflabor für Hypnose eingeführt. Das Labor für Imagination bzw. moderne Hypnose ist fester Bestandteil einer jeden Jugendsitzung.

3.4.2 Sitzung 2

Die zweite Sitzung behandelt das Thema »Schlafhygiene«. Schlafhygieneregeln beschreiben Verhaltensweisen, die einen gesunden Schlaf unterstützen und fördern. Zusammen mit den Jugendlichen wird erarbeitet, wie die bisherigen, den Schlaf störenden Verhaltensweisen und Gewohnheiten durch schlafförderliche Verhaltensweisen ersetzt werden können.

3.4.3 Sitzung 3

In der dritten Sitzung beschäftigen wir uns nochmals mit der Schlafhygiene. Außerdem sprechen wir über die Schlafumgebung sowie über das Zubettgehritual der Jugendlichen. Die Jugendlichen sollen möglichst die Schlafumgebung verändern. So wird erreicht, dass das Bett nicht mehr länger mit schlechtem Schlaf verbunden ist. Die Eltern sollen ihr Kind bei diesem Vorhaben unterstützen. Dabei muss nicht gleich das ganze Zimmer renoviert werden, kleine aber für den Jugendlichen bedeutsame Veränderungen sind völlig ausreichend.

3.4.4 Sitzung 4

In der vierten Jugendsitzung wird der Zusammenhang zwischen Ängsten, Sorgen und Schlaf behandelt. Die Jugendlichen bekommen verschiedene Strategien an die Hand, mit denen sie selbstständig und unabhängig von den Eltern Ängste und Sorgen angehen können.

3.4.5 Sitzung 5

In der fünften Sitzung wird die Wirkung von Stress auf den Schlaf thematisiert und welche Strategien zur Stressverringerung eingesetzt werden können. Außerdem wird eine weitere Entspannungstechnik (Progressive Muskelentspannung) vermittelt. Am Ende des Trainings werden die Jugendlichen aufgefordert, sich ein weiterführendes Belohnungssystem auszudenken, das sie auch nach dem Training dazu motiviert, die Veränderungen beizubehalten.

3.5 Informationsvermittlung

Die Gesamtschlafdauer entwickelt sich über die ganze Kindheit hinweg.

Entwicklung der Gesamtschlafdauer

Grafik zeigen

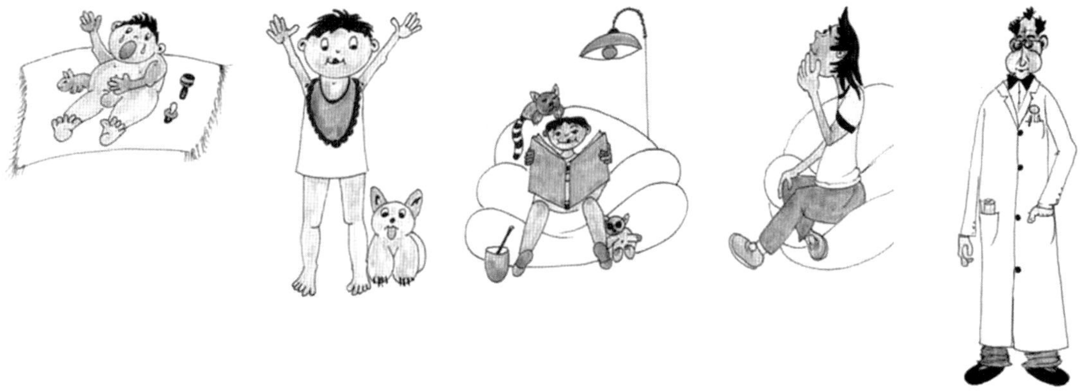

Bei den Zeitangaben handelt es sich um Durchschnittswerte. Man kann jedoch sagen, dass der durchschnittliche Jugendliche mind. acht bis neun Stunden Schlaf braucht. Allerdings werden Jugendliche aufgrund körperlicher Veränderungen in der Pubertät oft erst ca. zwei Stunden später müde als vor der Pubertät, müssen aber wegen der Schule oder des Berufs morgens trotzdem früh aufstehen. Deshalb bekommen viele Jugendliche nicht die nötigen acht bis neun Stunden Schlaf. Im Training wird mit den Jugendlichen besprochen, wie sie ihrem Körper beibringen können, früher müde zu werden (z. B. durch regelmäßige Zubettgehzeiten).

3.5.1 Schlafstörungen und beeinflussende Faktoren

Schlafstörungen

Häufigkeit

Die Eltern und ihr Kind sind weniger allein, als sie vielleicht denken: Schlafstörungen im Jugendalter treten häufiger auf als allgemein angenommen wird. Je nach Untersuchung werden Zahlen zwischen 20 und 50 % angegeben.

Einteilung

Insgesamt gibt es sehr viele verschiedene Schlafstörungen, die in verschiedene Kategorien unterteilt werden. Die wohl bekannteste Kategorie ist die der Insomnien. Hierunter werden Schlafstörungen zusammengefasst, die mit Einschlaf- und Durchschlafstörungen oder Früherwachen einhergehen. Meist brauchen sie länger als 30 Minuten zum Einschlafen oder Wiedereinschlafen. Die Betroffenen klagen zudem über eine schlechte Schlafqualität oder über zu wenig Schlaf. Eine andere Kategorie stellen die Parasomnien dar. Hierunter fallen Schlafbesonderheiten wie z. B. Schlafwandeln, Alpträume oder der Nachtschreck. Es gibt aber auch Schlafstörungen im Zusammenhang mit körperlichen oder psychischen Erkrankungen oder aber Schlafstörungen im Zusammenhang mit Störungen der Schlaf-Wach-Rhythmik.

Beeinflussende Faktoren

Es gibt eine Vielzahl von Einflussfaktoren, die sich auf den Schlaf auswirken und miteinander in Wechselwirkung stehen.

> **Therapeuten**
>
> **Welche Dinge können Schlafstörungen verursachen bzw. eine Schlafstörung aufrechterhalten?** Die Eltern sollen sich etwas Zeit nehmen, um zu überprüfen, welche Faktoren bei ihnen und ihrem Kind eine Rolle spielen könnten. Sie sollen ankreuzen, was ihrer Meinung nach zutrifft und Punkte ergänzen, die ihnen bedeutsam erscheinen, wenn sie nicht aufgeführt sind. Am besten machen die Eltern die Übung zusammen und tauschen sich dann aus.

Gefühle

- □ Ärger/Wut über Schlafstörung
- □ Furcht vor den Folgen der Schlafstörung
- □ Furcht vor den Konsequenzen der Schlafstörung
- □ Traurig
- □ Mutlos
- □ Sich ausgeliefert fühlen
- □ ______________________

Wahrnehmung des Schlafes

- □ Überschätzung der Einschlaf- oder Wachliegedauer
- □ Unterschätzung der Schlafdauer
- □ ______________________

Gedanken

- □ Grübeln
- □ Sorgen um den Schlaf
- □ Falsche Überzeugungen über den Schlaf
- □ „Ich schaffe die Schule nicht."
- □ Sorgen um die Zukunft
- □ Negative Sichtweise der Schlafstörung
- □ ______________________

Körperliche Aufruhr

- □ Anspannung des Körpers
- □ Sport am späten Abend
- □ Schmerzen
- □ Fernsehen/Computerspielen kurz vorm Ins-Bett-Gehen
- □ ______________________

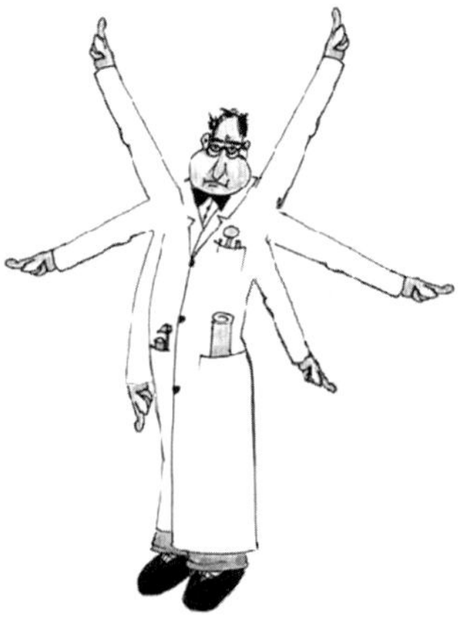

Tagesbeeinträchtigungen

- □ Müdigkeit, Erschöpfung
- □ Schlechte Stimmung
- □ Konzentrationsprobleme
- □ Leistungsfähigkeit sinkt
- □ Weniger Lust, etwas zu unternehmen/Freunde zu treffen …
- □ ______________________

Körperliche Faktoren

- □ Infektanfälligkeit
- □ Krankheiten
- □ Medikamente
- □ Genetische Faktoren
- □ ______________________

Familie

- □ Inkonsequentes Erziehungsverhalten
- □ Uneinigkeit der Eltern
- □ Bett als Strafmaßnahme
- □ Probleme in der Paarbeziehung der Eltern
- □ Streit
- □ Stressende/traumatische Ereignisse
- □ Getrennte Eltern
- □ Wenig Zeit fürs Kind
- □ ______________________

Ungünstige Schlafgewohnheiten

- □ Lange Bettzeiten, langes Wachliegen im Bett
- □ Zu langer Mittagsschlaf
- □ Unregelmäßiger Schlaf-Wach-Rhythmus
- □ Ungünstige Schlafumgebung
- □ Schlafen im Elternbett
- □ Spielen/Lesen/Essen im Bett
- □ SMS schicken
- □ Gameboy-/Computerspielen etc.
- □ ______________________

Tagesereignisse

- □ Stress, Ärger in der Schule/Ausbildung/Familie
- □ Probleme aufschieben
- □ Sehr positive Erlebnisse
- □ ______________________

3.5.2 Schlafhygieneregeln

Schlafhygiene-
regeln

Im Folgenden werden wir einige Schlafhygieneregeln vorgestellt, die sich als sehr wichtig für einen guten und gesunden Schlaf herausgestellt haben. Die grau hinterlegten Regeln sollten nach und nach, also in kleinen Schritten, in den Alltag integriert werden. Die Eltern sollen sich *nach der zweiten Jugendsitzung ruhig* von ihrem Kind erklären lassen, warum diese Regeln wichtig für einen gesunden Schlaf sind. Die Eltern können überlegen, welche Schlafhygieneregeln ihr Kind bereits einhält und vielleicht, welche Veränderung ihr Kind vorhat.

Schlafhygieneregeln Jugendsitzung 2:	☺ **Macht das Kind schon**	**Macht das Kind noch nicht**	**Will das Kind noch machen**
Goldene Regel: »Das Bett ist nur zum Schlafen da!«, nicht um zu telefonieren, fernzusehen, zu lernen, zu essen, Computer zu spielen, …	☐	☐	☐
Schlafrhythmus: Ihr Kind sollte immer zu der gleichen Zeit aufstehen und immer zur gleichen Zeit ins Bett gehen. Je geringer der Unterschied zwischen den Aufsteh- und Zubettgehzeiten ist, desto besser. Der Unterschied sollte im Idealfall nicht größer als ½–1 Stunde sein.	☐	☐	☐
Anregung durch Fernseher, Lernen …: Das Kind sollte **mindestens 1 Stunde** vor dem Schlafengehen den Fernseher, PC und ähnliche Geräte ausschalten. In dieser Zeit sollte es auch keine Hausaufgaben mehr machen bzw. lernen. So hat das Gehirn genug Zeit, um zur Ruhe zu kommen.	☐	☐	☐
Mittagsschlaf: Das Kind sollte bestenfalls gar keinen oder nur einen kurzen Mittagsschlaf halten. Ein »gutes« Nickerchen dauert **höchstens 10–20 Minuten** und findet **vor 17.00 Uhr** statt. Es sollte sich einen Wecker stellen, damit es nicht länger schläft.	☐	☐	☐
Uhr am Bett: Das Kind sollte die Uhr am Bett entfernen oder so drehen, dass nachts die Uhrzeit nicht abgelesen werden kann. So wird zusätzlicher Stress vermieden.	☐	☐	☐
Sonne am Morgen: Das Kind sollte am Morgen möglichst viel Sonnenlicht »tanken«. Dadurch wird die Produktion des Schlafhormons Melatonin gesenkt und man wird wacher und leistungsfähiger. In der Nacht sollte das Zimmer des Kindes möglichst dunkel sein, damit der Körper weiß, dass es jetzt Zeit ist zu schlafen.	☐	☐	☐
Aufstehzeit: Das Kind sollte immer zur gleichen Zeit aufstehen. Je geringer der Unterschied zwischen den Aufstehzeiten ist, desto besser. Der Unterschied sollte im Idealfall nicht größer als ½–1 Stunde sein.	☐	☐	☐
Zubettgehzeit: Das Kind sollte immer zur gleichen Zeit ins Bett gehen. Je kleiner der Unterschied zwischen den Zubettgehzeiten ausfällt, desto besser. Der Unterschied sollte im Idealfall nicht größer als ½-1 Stunde sein.	☐	☐	☐

Schlafhygieneregeln Jugendsitzung 2:	☺ **Macht das Kind schon**	**Macht das Kind noch nicht**	**Will das Kind noch machen**
Müde werden: Wenn das Kind am Abend erst sehr spät müde wird, dann kann es versuchen, seinen Körper umzutrainieren: • Ausgehend von der Uhrzeit, zu der es normalerweise einschlafen kann, sollte es hierzu ca. jeden zweiten Tag 15 Minuten früher ins Bett gehen. • Dieses »Vorziehen« der Zubettgehzeit sollte konsequent durchgehalten werden, d. h. das Kind sollte zwischendrin nicht wieder später ins Bett gehen. Es kann jedoch sein, dass zwischendurch mehr als zwei Tage nötig sind, um sich an die nächste Stufe zu gewöhnen. • Die Eltern sollen dieses stufenweise Vorgehen so lange anwenden, bis ihr Kind zur gewünschten Zeit einschläft. • Von da an sollte es konsequent für mehrere Wochen immer zur gleichen Zeit ins Bett gehen, damit sich die »innere Uhr« des Kindes stabilisieren kann.	☐	☐	☐
Nicht-schlafen-Können: Das Kind sollte wieder aufstehen, wenn es länger als 15 Minuten nicht einschlafen kann: • Hierzu sollte es sich einen festen «Grübelort« suchen, an den es sich dann setzen kann. • Das Kind sollte sich mit etwas ruhigem (Musik/Hypnose-CD) beschäftigen • und kein oder nur ein kleines Licht anmachen. • Sobald es wieder müde wird, sollte es wieder ins Bett gehen. Durch dieses Vorgehen wird vermieden, dass der Körper lernt, das Bett mit dem Nicht-schlafen-Können zu verbinden.	☐	☐	☐

Neben diesen grundlegenden Schlafhygieneregeln gibt es noch eine ganze Menge anderer Schlafhygieneregeln, die für einen guten Schlaf sorgen können. Die folgenden Schlafhygieneregeln betreffen Dinge, die nicht zwingend notwendig sind für einen guten Schlaf, deren Umsetzung jedoch sehr sinnvoll ist. Die Eltern können sich diese Regeln von ihrem Kind *nach der dritten Jugendsitzung* erklären lassen.

	☺ **Macht das Kind schon**	**Macht das Kind noch nicht**	**Will das Kind noch machen**
Luft rein, Lärm raus, Licht aus: Das Kind sollte für eine angenehme und schlafförderliche Schlafumgebung sorgen!	☐	☐	☐
Sport: Das Kind sollte regelmäßig Sport treiben. Wenn es nach dem Sport am Abend aufgedreht ist und nicht gut schlafen kann, sollte es nur morgens oder nachmittags Sport treiben.	☐	☐	☐
Abendessen: Ideal ist es, wenn das Kind ca. **1–2 Stunden** vor dem Schlafengehen zu Abend isst. Dann hat der Körper genug Zeit für die Verdauung. Vor dem Zubettgehen sollte es keine größeren Mengen mehr trinken.	☐	☐	☐

	☺ Macht das Kind schon	Macht das Kind noch nicht	Will das Kind noch machen
Koffein: Das Kind sollte, wenn möglich, ganz auf koffeinhaltige Lebensmittel verzichten: • Kaffee, Cappuccino usw., • Schwarztee, Grüntee • Energydrinks, Eistee • Schokolade am Abend Falls das Kind nicht komplett auf Koffein verzichten möchte, sollte es nur am Vormittag kleine Mengen zu sich nehmen.	☐	☐	☐
Medikamente: Wenn die Eltern den Verdacht haben, dass ein Medikament, das ihr Kind nehmen muss, seinen Schlaf stört, sollten sie ihren Arzt oder Apotheker fragen.	☐	☐	☐
Nikotin, Alkohol, Drogen: Nikotin, Alkohol und Drogen stören den Schlaf auf verschiedene Art. Daher sollte das Kind diese Dinge strikt vermeiden. Wenn möglich, sollte nicht in der Wohnung und keinesfalls im Schlafzimmer geraucht werden.	☐	☐	☐

3.6 Erziehung und Schlaf

Zusammenhang Erziehung und Schlaf

Sitzung 3

3.6.1 Unterstützung und Selbstständigkeit

Viele Eltern von Jugendlichen stellen sich die Frage, wie viel Selbstbestimmung und Selbstständigkeit sie ihren Kindern einräumen und wo sie selbst noch Vorgaben machen und unterstützen sollen. Dies liegt daran, dass Jugendliche in der Pubertät zunehmend eigene Meinungen und Vorstellungen davon haben, wie sie sich verhalten sollten/möchten. Dabei orientieren sie sich immer weniger an den Eltern und immer mehr an Gleichaltrigen – was eine völlig normale und wichtige Entwicklung darstellt. Trotzdem spielen die Eltern noch eine bedeutsame Rolle: Trotz Freiräumen geben sie weiterhin gewisse Grenzen vor und begleiten ihr Kind bei dessen Persönlichkeitsentwicklung.

Die folgende Abbildung zeigt vereinfacht, dass die Aspekte »Erziehung und Unterstützung durch die Eltern« und »Selbstständigkeit und Selbstbestimmung« zu unterschiedlichen Zeitpunkten der Entwicklung eines Kindes unterschiedlich stark ausgeprägt sein sollten. Dennoch sind beide zu jedem Zeitpunkt von Bedeutung und stellen eine wichtige Ergänzung zum jeweils anderen Teil dar.

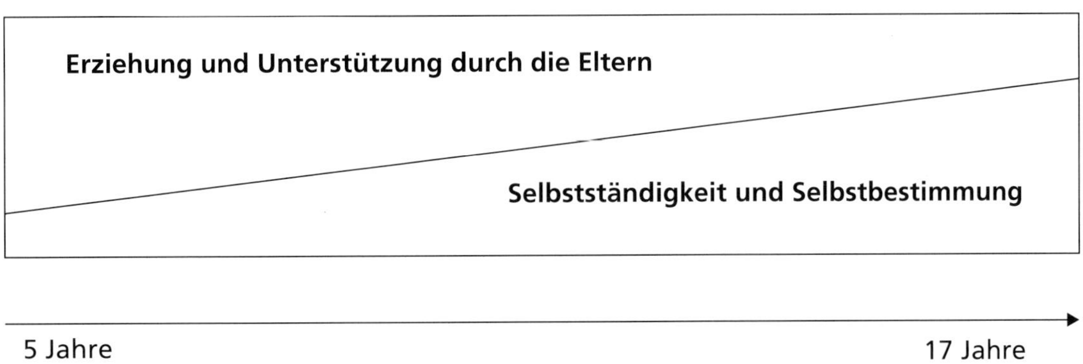

Im Folgenden werden den Eltern Strategien vorgestellt, mit deren Hilfe sie eine Balance zwischen Unterstützung und Selbstständigkeit bezüglich. der Schlafproblematik ihres Kindes fördern können, die dem aktuellen Entwicklungsstand angemessen ist. Die Eltern lernen also Wege kennen, wie sie gerade ihr Kind bei der Bewältigung seines Schlafproblems gut unterstützen und begleiten können.

Für die Eltern werden dabei bestimmte Techniken hilfreicher und sinnvoller sein als andere. Wir möchten sie dazu ermuntern, die für sie geeigneten Strategien auszuwählen.

3.6.2 Das Schlafproblem verstehen

Bevor man jedoch handelt, ist es wichtig, zu überlegen, wo genau das Problem überhaupt liegt, was die Ursache dafür ist und warum das Problem oder ein bestimmtes Verhalten nicht mehr weggeht. Die folgende Abbildung ist ein Modell, das die Eltern als Leitfaden für die Erklärung eines Problems/einer Verhaltensweise benutzen können.

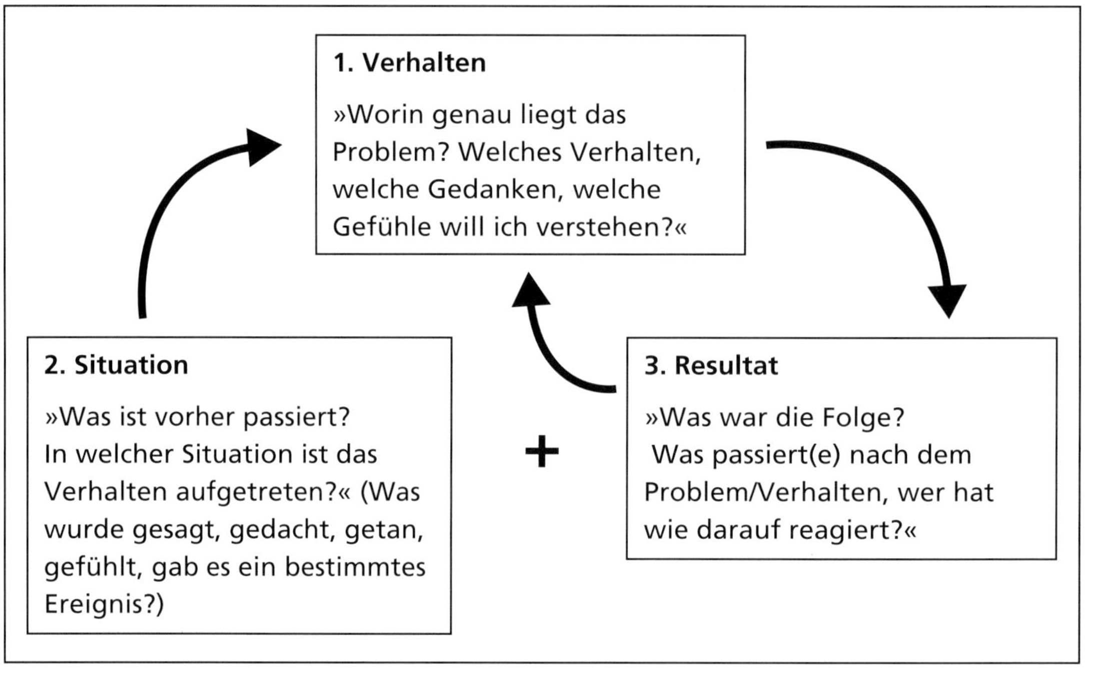

Beispiel:
Jonas liegt abends alleine im Bett und denkt, dass er sowieso nicht einschlafen kann. Er macht den Fernseher an, um unterhalten zu werden. Nach 1,5 h kann Jonas einschlafen. Am nächsten Tag spielt sich das Gleiche wieder ab.

1. Verhalten: Jonas macht jeden Abend noch den Fernseher an.
2. Situation: Zuvor liegt Jonas im Bett und denkt, er kann sowieso wieder nicht schlafen.
3. Resultat: Durch das Fernsehprogramm bleibt Jonas länger wach, schläft jedoch irgendwann ein.

Dass Jonas glaubt, nicht ohne Fernseher einschlafen zu können, wird also schon dadurch ausgelöst, dass er sich ins Bett legt. Die Folge ist, dass Jonas den Fernseher einschaltet und er irgendwann einschläft. Dies bestätigt aber Jonas Annahme, dass er anders nicht einschlafen kann. Deshalb geht das Ganze am nächsten Abend, wenn er wieder im Bett liegt, von vorne los.

Arbeitsblatt: Das Schlafproblem verstehen

Überlegen Sie sich (gemeinsam mit Ihrem Partner) ein schlafspezifisches Problem, das Sie verstehen möchten. Gehen Sie dann die drei Schritte durch und tragen Sie Ihre Ergebnisse in die folgende Vorlage ein. Was fällt Ihnen auf? Erkennen Sie Dinge, die Sie nicht vermutet hätten?

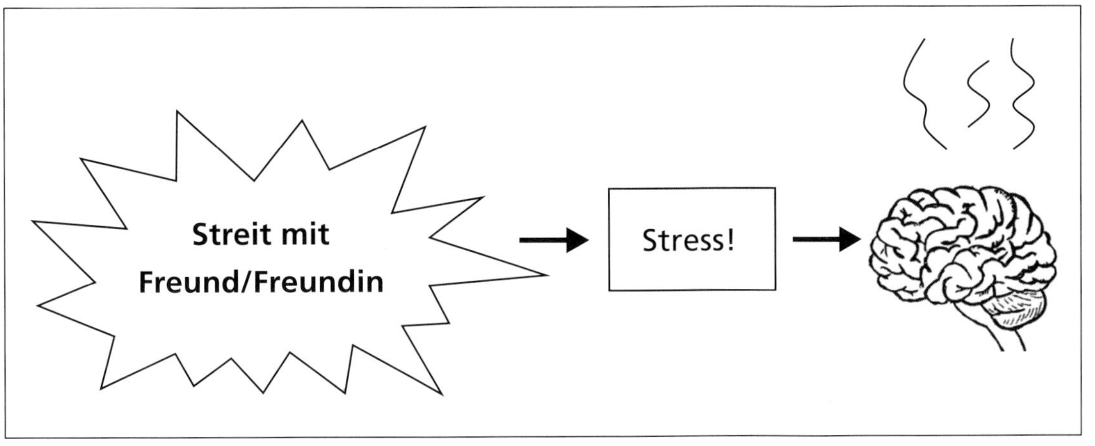

Haben Sie eine Idee, wo Sie diesen Kreislauf unterbrechen könnten? Vielleicht können Sie diese Frage gemeinsam mit Ihrem Kind besprechen und mit ihm überlegen, welche Strategien aus dem Training bei der Unterbrechung des Teufelskreises helfen könnten.

3.6.3 Erziehung und Schlaf im Jugendalter

Manche Schlafprobleme können durch das Einhalten bestimmter Erziehungsstrategien verringert oder beseitigt werden. Insbesondere dann, wenn der Jugendliche Probleme damit hat, Regeln bezüglich des Schlafens (Zubettgehzeit, Schlafen im eigenen Bett) einzuhalten, können die folgenden Techniken eine Hilfe darstellen.

Die im Folgenden beschriebenen Erziehungsstrategien haben im Bereich Schlafen zwei **Hauptziele:**

1. Der Jugendliche soll lernen, dass er selbstständig, d. h. ohne die Anwesenheit bestimmter Bedingungen oder Personen schlafen kann.
2. Der Jugendliche soll lernen, den Nachtschlaf so zu gestalten, dass er ausreichend und erholsam ist.

Struktur

Struktur

Eine bestimmte, festgelegte Tagesstruktur kann sich sehr positiv auf den Schlaf auswirken. Besonders die Gestaltung der Zeit vor dem Zubettgehen sollte mit einem **Zubettgehritual** gefüllt werden. Dieses sollte immer gleich ablaufen, um für den Körper ein Signal zu sein, dass er jetzt zur Ruhe kommen kann. Die Jugendlichen werden sich im Laufe dieses Trainings ihr eigenes Zubettgehritual überlegen und ausprobieren. Dieses Ritual sollte möglichst unabhängig von den Eltern sein, jedoch den Schlafhygieneregeln entsprechen. Die Eltern sollten darüber informiert werden, so daß sie ihr Kind ggf. darin unterstützen können.

Auch **Grenzen** bezüglich des Schlafens (Wo schläft der Jugendliche ein? Wann sollte er spätestens ins Bett gehen? Wann sollte er spätestens aufstehen?) sind wichtige Strukturen für einen gesunden Schlaf. Je älter ein Kind wird, desto mehr möchte es selbst über diese Grenzen bestimmen. Dies ist eine normale und gesunde Entwicklung und sollte von den Eltern gefördert werden, indem sie die Ideen und Wünsche ihres Kindes ernst nehmen und mit ihm darüber sprechen. Gleichzeitig haben die Eltern immer noch die Aufgabe, darauf zu achten, dass bestimmte Regeln, die dem Wohle des Jugendlichen dienen, nicht missachtet werden. Bezüglich des Schlafens gelten grundsätzlich folgende Rahmenbedingungen, die die Eltern vor ihren Kindern vertreten sollten:

- Der Jugendliche sollte im eigenen Zimmer schlafen und ohne Medien einschlafen.
- Es sollte eine Gesamtschlafdauer von mindestens acht Stunden angestrebt werden.

Kommunikation

Kommunikation

Jugendliche und Eltern sollten gemeinsam über die geplanten und vereinbarten Änderungen hinsichtlich des Schlafverhaltens sprechen, **bevor** etwas Neues eingeführt wird.

Hierzu sollten sich beide Partien zuvor klar machen, was genau sie von dem anderen erwarten und welche Konsequenzen wie einsetzen werden, wenn der Jugendliche die vereinbarten Änderungen nicht umsetzt. Die Eltern können ihre Kinder hierbei unterstützen, indem sie möglichst konkrete Formulierungen für ihre Erwartungen und der Konsequenzen finden.

Lob

Loben

Loben ist eines der effektivsten/hilfreichsten Mittel, das den Eltern bei der Unterstützung ihres Kindes zur Verfügung steht. Lob oder auch positive Beachtung stellen ein menschliches Grundbedürfnis dar.

Lob kann mithilfe von Mimik, Gestik, Körperkontakt oder Sprache ausgedrückt werden. Während jüngere Kinder grundsätzlich für alle diese Formen des Lobs zugänglich sind, lehnen Jugendliche das verbale Lob häufig ab. Ist das bei ihrem Kind der Fall, können es die Eltern mit mimischem oder gestischem Lob versuchen oder damit, Interesse für das zu zeigen, was dem Jugendlichen wichtig ist.

Grundsätzlich sollten die Eltern darauf achten, dass das Lob angemessen ist: Kleine Erfolge sollten ein kleines, mittlere ein mittleres und große Erfolge ein großes Lob erhalten. Außerdem sollten die Eltern authentisch bleiben, also nur loben, wenn sie das Verhalten ihres Kindes auch wirklich gut finden. Wenn sie genau sagen, was ihnen gut gefallen hat (z. B. »Ich finde es gut, dass du nicht mehr im Bett liest.« statt »Du machst Fortschritte.«) und die Eltern ihrem Kind dabei in die Augen schauen, erhält das Lob eine noch größere Wirkung.

Kritik üben

Kritik

Obwohl das Loben grundsätzlich überwiegen sollte, ist es manchmal auch notwendig, Kritik zu üben. Die folgenden drei Schritte können den Eltern dabei helfen, die Kritik so vorzubringen, dass sie fruchtbar ist.

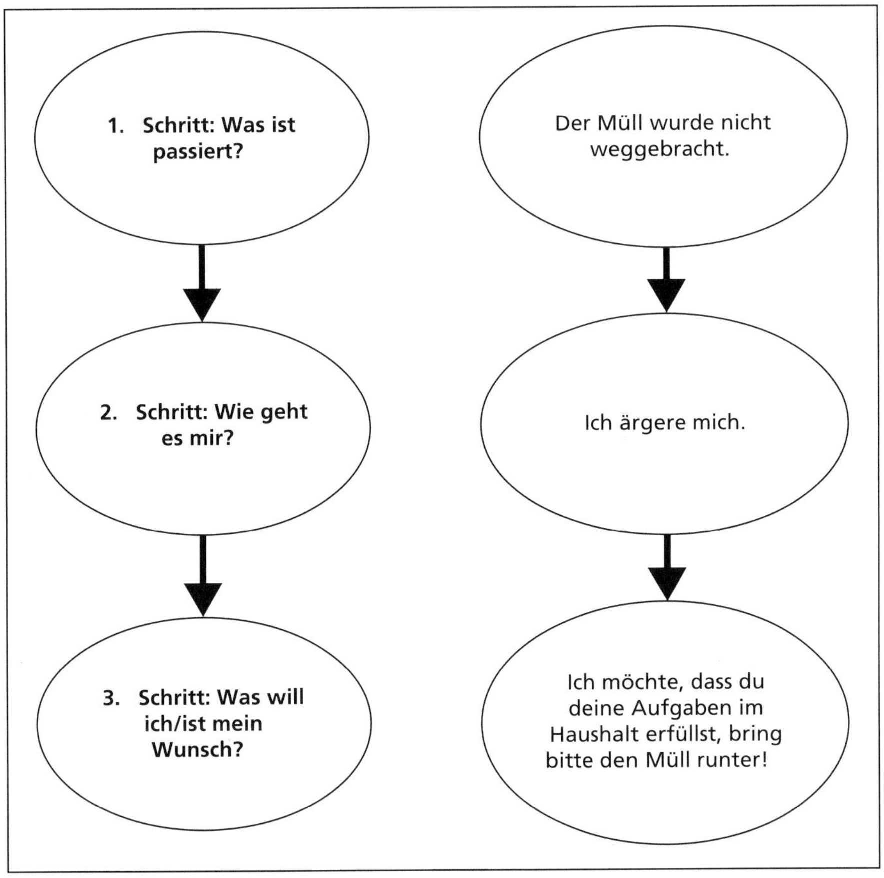

Die Eltern sollen darauf achten, dass sie ein konkretes Verhalten und konkrete Situationen ansprechen. Verallgemeinerungen wie »immer« oder »du bist …« sollten vermieden werden, denn diese erschweren es ungemein, Kritik anzunehmen. Außerdem sollten die Eltern im Hier und Jetzt bleiben und keine alten Geschichten aufwärmen (»Gestern hast du auch schon …«).

Goldene Regel

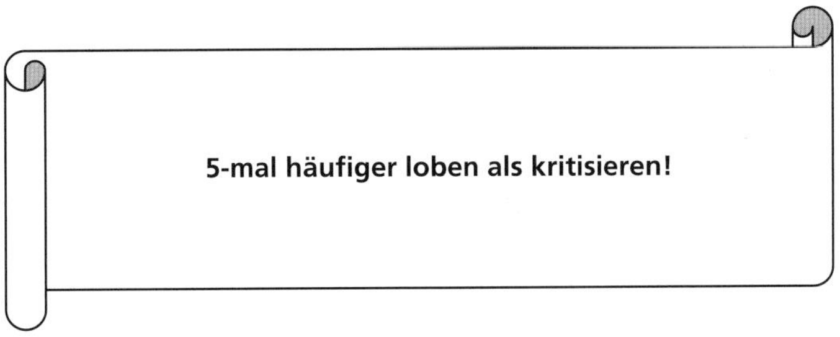

Sitzung 3

Familienkonferenz

Familienkonferenz

Regeln und Grenzen können sehr gut im Rahmen einer Familienkonferenz besprochen und vereinbart werden. Die Eltern sollten sich regelmäßig mit allen Familienmitgliedern zusammen setzen, und dafür einen festen Ort und eine feste Zeit vereinbaren, mit der alle einverstanden sind. Außerdem sollten sie für diese Konferenz Regeln festlegen, denen jedes Familienmitglied zustimmen kann (z. B. Laborregeln aus dem Training).

In einer solchen Familienkonferenz sollten die Eltern ihrem Kind mit zunehmendem Alter immer mehr Mitspracherecht einräumen und seine Ideen diskutieren. So vermitteln sie dem Jugendlichen, dass sie seine Ansichten ernst nehmen und fördern dadurch das selbstständige Denken und seinen Selbstwert. Wie oben bereits angesprochen wurde, ist es jedoch immer noch wichtig, dass die Eltern darauf achten, dass die aufgestellten Regeln für ihr Kind und sein Umfeld hilfreich und nicht schädlich sind.

Auch sollen die Eltern dafür sorgen, dass die gemeinsam gefundenen Lösungen verbindlich sind und mit ihrem Kind die Konsequenzen besprechen, wenn es die Regeln nicht einhält.

Es ist sinnvoll, die Beschlüsse der Familienkonferenz schriftlich festzuhalten und von jedem Familienmitglied unterschreiben zu lassen. Dieses »Schriftstück« sollte an einem Ort aufbewahrt werden, den jeder kennt und zu dem jeder Zugang hat. Vielleicht hängen die Eltern die Regeln auch für jeden sichtbar auf.

Hier noch einmal im Überblick wichtige Punkte für die Gestaltung einer Familienkonferenz:

- **Ort** und **Zeitpunkt** gemeinsam mit allen Familienmitgliedern festlegen
- **Konferenzregeln** vereinbaren
- **Schlafregeln** diskutieren (je nach Alter des Kindes unterschiedlich stark), festlegen und **Konsequenzen** für Einhaltung und Nicht-Einhaltung vereinbaren
- Beschlüsse **schriftlich festhalten** und unterschreiben
- Beschlüsse für jeden **sichtbar** aufhängen oder auslegen

Bevor die Eltern jedoch eine solche Konferenz planen, sollten sie nachfolgende Tipps beachten. In dem folgenden Kasten finden die Eltern Tipps zum Sprechen und Zuhören, die sie im Gespräch mit ihrem Kind anwenden können und die dabei helfen, zu Lösungen zu gelangen.

Eltern

Sprecherfertigkeiten

1. **Ich-Gebrauch:** Die Gesprächspartner sollen von eigenen Gedanken, Gefühlen, Wünschen und Bedürfnissen sprechen und ihre Mitteilungen in Ich-Form machen. Es gilt, Anklagen und Vorwürfe zu vermeiden.
2. **Mitteilung von Gefühlen:** Die Gesprächspartner sollen versuchen, sich emotional zu öffnen und zu formulieren, was in ihnen vorgeht.
3. **Konkrete Situationen:** Es soll von konkreten Situationen oder Ereignissen gesprochen werden. Verallgemeinerungen (»immer«, »nie«) sind zu vermeiden.
4. **Konkretes Verhalten:** Es soll konkretes Verhalten des Gegenübers, das als störend erlebt wird, angesprochen werden, wobei negative Eigenschaftszuschreibungen (»du bist ...«) zu vermeiden sind.
5. **Gegenwartsbezogenheit:** Die Partner sollen versuchen, beim Thema zu bleiben und das »Hier und Jetzt« zu diskutieren, ohne in die Vergangenheit abzuschweifen und alte Geschichten aufzuwärmen.

Zuhörerfertigkeiten

1. **Aufnehmendes Zuhören:** Beim aufnehmenden Zuhören schenkt der eine Partner dem anderen volle Aufmerksamkeit und zeigt sein Interesse durch kurze Einwürfe oder Fragen oder nonverbale Signale (nicken etc.).

2. **Wiederholung dessen, was der Gesprächspartner gesagt hat:** Die Partner sollen die Feststellungen des anderen in eigenen Worten wiederholen und sich vergewissern, dass sie den anderen richtig verstanden haben.
3. **Offenen Fragen:** Bei Unklarheiten sollen offene Fragen gestellt werden, die der Rückversicherung dienen, dass die Inhalte der gesandten Botschaft richtig verstanden wurden.
4. **Positive Rückmeldung:** Dem Gesprächspartner soll nonverbal und verbal rückgemeldet werden, wenn einem etwas an seinen Äußerungen gefallen hat.
5. **Rückmeldung eigener Gefühle:** Ist der Partner durch Äußerungen des anderen gefühlsmäßig so betroffen, dass er nicht akzeptierend auf den anderen eingehen kann, können diese Gefühle ausgedrückt werden.

Nachfolgendes Beispiel soll Ihnen als Anregung dienen und Ihnen verdeutlichen, wie eine Familienkonferenz ablaufen könnte:

Beispiel Familienkonferenz

Familie Maier trifft sich wie jeden Samstagnachmittag zur Familienkonferenz. Damit das Gespräch gut verläuft, hat die Familie die Schlaflaborregeln aus dem Schlaftraining übernommen. Außerdem haben sie einen Familienkonferenzball eingeführt. So darf immer nur der sprechen, der gerade diesen Ball hat. Auf diese Weise ist bei den Gesprächen mehr Ruhe eingekehrt.

Die Eltern haben schon vor der Familienkonferenz miteinander besprochen, was sie genau von ihrem 15-jährigen Sohn Max wollen. Auf diese Weise können sie sich beim Gespräch gegenseitig unterstützen und an einem Strang ziehen.

Termin & Regeln

Einigkeit der Eltern

Dialog	**Metaebene**
Vater: Max, wir würden mit dir gern über deine Zubettgehzeiten sprechen. Wir machen uns etwas Sorgen darüber, dass du morgens fast nicht aus dem Bett kommst und tagsüber extrem müde bist. Wir hätten gern, dass du abends regelmäßig um 21.00 Uhr ins Bett gehst. Was denkst du darüber?	Konkrete Situation/ konkretes Verhalten ansprechen Gefühle mitteilen Konkreten Wunsch formulieren
Max: Ehrlich gesagt halte ich nicht viel davon. Ich bin jetzt 15 und ich finde, dass ich da alt genug bin, um später ins Bett zu gehen. Und da hab ich wirklich keine Lust, um 21.00 Uhr schon im Bett zu liegen. Ich meine, es stimmt schon, dass ich am Morgen nicht gerne aufstehe und dass ich am Tag müde bin. Aber auch wenn ich wollte, vor 23.00 Uhr schlafe ich ja sowieso nie ein! Und dass ich um 6.00 Uhr für die Schule raus muss, hab' ich mir bestimmt nicht selbst ausgesucht!	
Mutter: Lass mich noch mal zusammenfassen, was du gerade gesagt hast, damit wir wissen, dass wir dich richtig verstanden haben: Das heißt also, dass du zum einen gern später als 21.00 Uhr ins Bett gehen möchtest.	Vergewissern, dass der andere richtig verstanden wurde und zusammenfassen
Max: Genau!	
Mutter: Zum anderen merkst du aber auch, dass du eigentlich mehr Schlaf brauchen würdest, da du am Tag müde bist und morgens nur schwer wach wirst. Allerdings hast du das Problem, dass du nicht vor 23.00 Uhr einschläfst, für die Schule aber schon um 6.00 Uhr raus musst.	Reflexion erzeugen
Max: Genau da liegt ja das Problem. Wenn die Schule nicht wäre, dann könnte ich ja um 23.00 Uhr ins Bett, da kann ich nämlich gut einschlafen. Und dann würde ich bis 8.00 Uhr morgens schlafen und wäre damit zufrieden.	

Dialog	Metaebene
Vater: Ja, das mit dem frühen Aufstehen ist wirklich ein Problem. Mama und ich können auch verstehen, dass du als 15-Jähriger nicht mehr so früh ins Bett gehen willst. Trotzdem müssen wir eine Lösung finden, damit du genügend Schlaf bekommst. Wir möchten dir gerne einen Kompromiss anbieten: Wir akzeptieren, dass du ein wenig später als 21.00Uhr ins Bett gehst und du gehst dafür ein wenig früher ins Bett.	Lösung anbieten
Max: Darüber können wir reden. Aber Fakt ist ja, dass ich sowieso nicht vor 23.00 Uhr einschlafe!	Positive Rückmeldung
Mutter: Das ist schön, dass du dich zu einem Kompromiss bereit erklärst! Zu deinem Einschlafproblem: Habt ihr da im Training nicht etwas gelernt, wie man seinen Körper umtrainieren kann, damit er später müde wird?	Verständnis zeigen und signalisieren, dass Jugendlicher Mitspracherecht hat und seine Meinung zählt An Strategien aus Training erinnern
Max: Ja schon, man kann sich so langsam in 15 Minuten-Schritten umtrainieren ...	
Mutter: Genau, super! Wie wäre es denn, wenn wir ausmachen, dass du heute Abend um 23.00 Uhr ins Bett gehen darfst. Und dann ziehen wir deine Zubettgehzeit jeden zweiten Tag um 15 Minuten vor, bis du rechtzeitig einschlafen kannst. Was wäre denn für dich so eine Zubettgehzeit, mit der du dich anfreunden könntest?	Immer wieder loben
Max: Ich denke, 22.00 Uhr wär' ganz ok, obwohl das schon noch sehr früh ist!	
Vater: Wenn wir jetzt zwischen unseren Zeiten einen Kompromiss schließen würden, dann würde das 21.30 Uhr bedeuten. Könntest du dich damit anfreunden?	Kompromiss und eine altersangemessene Belohnung anbieten
Max: Naja ...	
Vater: Pass auf, lass uns einen Vertrag machen: Du gewöhnst deinen Körper in den nächsten zwei Wochen langsam an die Zubettgehzeit um 21.30 Uhr. Wenn du das schaffst, dann fahren wir dich und deine Freunde an dem Samstag in das neue Erlebnisbad, in das du so gerne willst. Für die Zeit danach machen wir aus, dass du an jedem Schultag 21.30 Uhr ins Bett gehst. An den Wochenenden darfst du von uns aus ½–1 Stunde länger aufbleiben. Und als besonderen Anreiz versprechen wir dir, dass Mama oder ich dich und deine Freunde jedes zweite Wochenende einmal irgendwo um spätestens 22.00 Uhr abholen, wenn du unter der Woche deine Zubettgehzeiten eingehalten hast. Na, was sagst du dazu?	Als elterlicher »Kompass« dafür sorgen, dass eine für das Alter angemessene Schlafzeit eingehalten wird
Max: Das hört sich gut an!	
Mutter: Toll! Ich habe das alles hier mitgeschrieben, damit wir auch nicht vergessen, was wir ausgemacht haben. Wir sollten alle diesen Vertrag unterschreiben. Den können wir dann neben den Kalender in der Küche aufhängen. Max, am besten trägst du jeden Morgen nach dem Aufwachen in den Kalender ein, um wie viel Uhr du zu Bett gegangen bist. Dann können wir am Wochenende sehen, wie gut du dein Vorhaben umgesetzt hast und ob du dir dein »Eltern-Taxi« verdient hast!	Vertrag abschließen, gut sichtbar aufhängen
Vater: Und den Termin für das Erlebnisbad hab ich auch schon im Kalender notiert ...	Termin für eventuelle Belohnung am besten gleich reservieren

Die Eltern sollten versuchen sich zuvor einen Plan über ihre Vorgehensweise zu machen. Was ist ihr Ziel? Was ist eine Kompromisslösung und was nicht mehr?

Ebenfalls ist es wichtig zu überlegen, was als Belohnung für den Jugendlichen eingesetzt werden könnte, um das Ziel zu erreichen.

Was können Eltern tun, wenn ihr Kind sich verschließt und nicht mit ihnen über seine Schlafprobleme reden möchte?

Jugendliche tun sich häufig schwer, mit ihren Eltern über Probleme zu sprechen. Ist das bei den Kindern der teilnehmenden Eltern der Fall, sollten sie trotzdem deutlich machen, dass sie sich für dieses Thema interessieren und ihrem Kind das Angebot machen, dass es jederzeit mit ihnen darüber sprechen kann. Die Entscheidung, ob das Kind das annehmen möchte, sollten die Eltern ihm überlassen. Eltern sollten ihr Kind nicht bedrängen, aber sicherstellen, dass es weiß, dass sie für es da sind.

Therapeuten

Eltern, die sich hinsichtlich der Schlafenszeit trotz des Jugendalters ihrer Kinder einbringen, erreichen in der Regel, dass der Jugendliche länger schläft. Damit einher geht meist eine bessere Tagesbefindlichkeit bei den Jugendlichen. Sie sind ausgeglichener, stressresistenter und belastbarer. Es lohnt sich somit, sich um die Schlafenszeit des Kindes zu kümmern, auch wenn es nun bereits im Jugendalter ist.

Gibt es noch Fragen oder Anmerkungen seitens der Eltern?
Falls nicht, kann die Sitzung beendet werden.

Sitzung 4: Jugendsitzung 3

Material

Material – jede Sitzung:	Wo:	Ok? ☑
Flipchart		
Stifte		
Getränke/Becher/Servietten		
Laborregeln zum Aufhängen Im Raum aufhängen	Datei: Ordner »Material«	
Bitte nicht stören – Sleep Lab Schild – an die Tür hängen	Datei: Ordner »Material«	
Namensschilder von letzter Sitzung	Datei: Ordner »Material«	
Plakat beschriftet mit den Namen der Teilnehmer A3 für Einstein- und Schweinehund-Runden vorbereiten		
Schweinehund-/Einstein-Karte	Datei: Ordner »Material«	
Schlafhygiene-Karten vorbereiten (ab Sitzung 3)	Datei: Ordner »Material«	
Steine, z. B. Glassteine (ab Sitzung 3 für Abstimmung, wer eine Schweinehund- oder Einstein-Karte bekommt)		
Stempel (drei verschiedene Stempel, einen für die Forscherpunkte, einen für die Schweinehund-Karte und einen für die Einstein-Karte)		
Material – 3. Jugendsitzung:		**Ok? ☑**
Kärtchen mit Männchen und verschiedenen Emotionen für die Begrüßungsrunde	Datei: Ordner »Material→ Sitzung 3«	
Kärtchen mit Zimmereinrichtungssachen (DIN A4 Blätter beschriften mit Tür, Bett, Schrank usw. und leere DIN A4 Blätter und Stifte mitnehmen, falls etwas fehlt) vorbereiten/ausdrucken		
Imaginationsübung »Red Balloon«	Download Zusatzmaterialien	
Blatt mit Bildern von koffeinhaltigen Nahrungsmitteln (Kaffee, Tee, Schokolade usw.)	Datei: Ordner »Material→ Sitzung 3«	
Puzzleteile zu Schlafhygiene II (Essen, Alkohol, …) mit Bild und Text getrennt auf Teile anordnen Puzzleteile vorbereiten (ausschneiden und bekleben)	Datei: Ordner »Material→ Sitzung 3«	

Themenübersicht

Therapeuten

- Besprechung Feldexperimente
- Labor für Schlafumgebung: Schlafplatz
- Pause
- Labor für Schlafumgebung: Zubettgehritual
- Sleep Lab für Schlafhygiene
- Sleep Lab für Hypnose

Begrüßung

Therapeuten

Heute dürfen wir euch schon zu unserem dritten Trainingstermin mit euch begrüßen. Wie immer wollen wir auch heute zunächst hören, wie es euch geht. Wie ihr seht, haben wir verschiedene Karten in die Mitte gelegt, auf denen Männchen mit verschiedenen Gefühlen abgebildet sind. Schaut euch diese bitte an und sucht euch eines der Kärtchen heraus, das am besten eure heutige Stimmung beschreibt.

Wenn jeder ein passendes Kärtchen gefunden hat, machen wir eine Runde, in der jeder kurz sagt, was er sich ausgesucht hat.

Kärtchen mit Männchen und verschiedenen Emotionen

Feldexperimente

Therapeuten

In der letzten Woche solltet ihr ja ein paar Feldexperimente durchführen. Diese würden wir jetzt gerne mit euch besprechen und die Forscherpunkte dafür ausgeben.

Feldexperiment Hypnose

- Wie hat es denn mit der Selbsthypnose geklappt?
- Was war gut, was war schlecht?
- Welche Erfahrungen habt ihr mit eurem Tier gemacht?
- Habt ihr seine Stärke gespürt?
- Habt ihr daran gedacht, eure Forscherpunkte einzukleben?

Forscherpunkt-Stempel

Gemalte Tiere der Jugendlichen anschauen.

Therapeuten

Feldexperiment Schlafhygieneregeln
Holt mal euer Arbeitsblatt heraus, auf dem ihr notiert habt, welche Schlafhygieneregeln ihr eingehalten habt.

- Welche Regeln wolltet ihr einhalten?
- Habt ihr es versucht?
- Habt ihr alles geschafft, was ihr euch vorgenommen habt?
- Wie schwer ist es euch gefallen?
- Gibt es vielleicht eine Schlafhygieneregel, die ihr in der nächsten Woche zusätzlich ausprobieren wollt?

Forscherpunkte mit Stempel vergeben:

- Versucht (bis viermal pro Woche): 1 Forscherpunkt
- *Oder* Geschafft (ab fünfmal pro Woche): 2 Forscherpunkte
- Schweinehund-Karte (Vergabe siehe nachfolgender Abschnitt)

Therapeuten

Schweinhund-Karte und Plakat mit Namen

Schweinehund-Stempel

Jetzt wollen wir die Punkte vergeben. Für den Versuch, die Schlafregel einzuhalten, gibt es 1 Punkt, wenn ihr alles geschafft habt, bekommt ihr noch mal 1 Extrapunkt.
Zusätzlich wollen wir noch denjenigen belohnen, der am meisten kämpfen musste, um sein Ziel zu erreichen. Diese Person erhält dann unsere Schweinehund-Karte.

[Schweinehund-Karte zeigen. In die Mitte des Raumes wird das Plakat mit den Namen der Teilnehmer gelegt].

Jeder von euch hat eine Stimme, die er einem Teilnehmer geben darf, allerdings nicht sich selbst. Ihr sollt euch überlegen, wer den inneren Schweinehund am meisten überwinden musste, um das eigene Ziel zu erreichen. Der bekommt dann von euch den Schweinehund-Extrapunkt. Die Stimme vergebt ihr, indem ihr den Stein auf den entsprechenden Namen auf dem Plakat legt. Wer die meisten Stimmen hat, erhält die Schweinehund-Karte und damit einen Extrapunkt. Haben mehrere Personen gleich viele Stimmen, bekommen sie alle einen Sonderpunkt. Nun geht es gleich los. Ich zähle bis drei und bei drei legen wir alle die Steine auf den Namen, von dem wir denken, der hätte den Schweinehund-Punkt verdient. Los geht's: eins – zwei und drei. Alle die Steine hinlegen. ... Prima.

Anmerkung zur Durchführung: Bei dieser Übung sind die Trainer gleichberechtigt mit den Gruppenteilnehmern und geben ebenfalls ihre Wertung ab.

Lasst uns nun in das Labor für Schlafumgebung gehen ...
Zu allererst wollen wir und unser Sleep Doc von euch wissen, wie euer Schlafplatz aussieht.

Sitzung 4 – Inhaltlicher Einstieg

4.1 Sleep Lab für Schlafumgebung

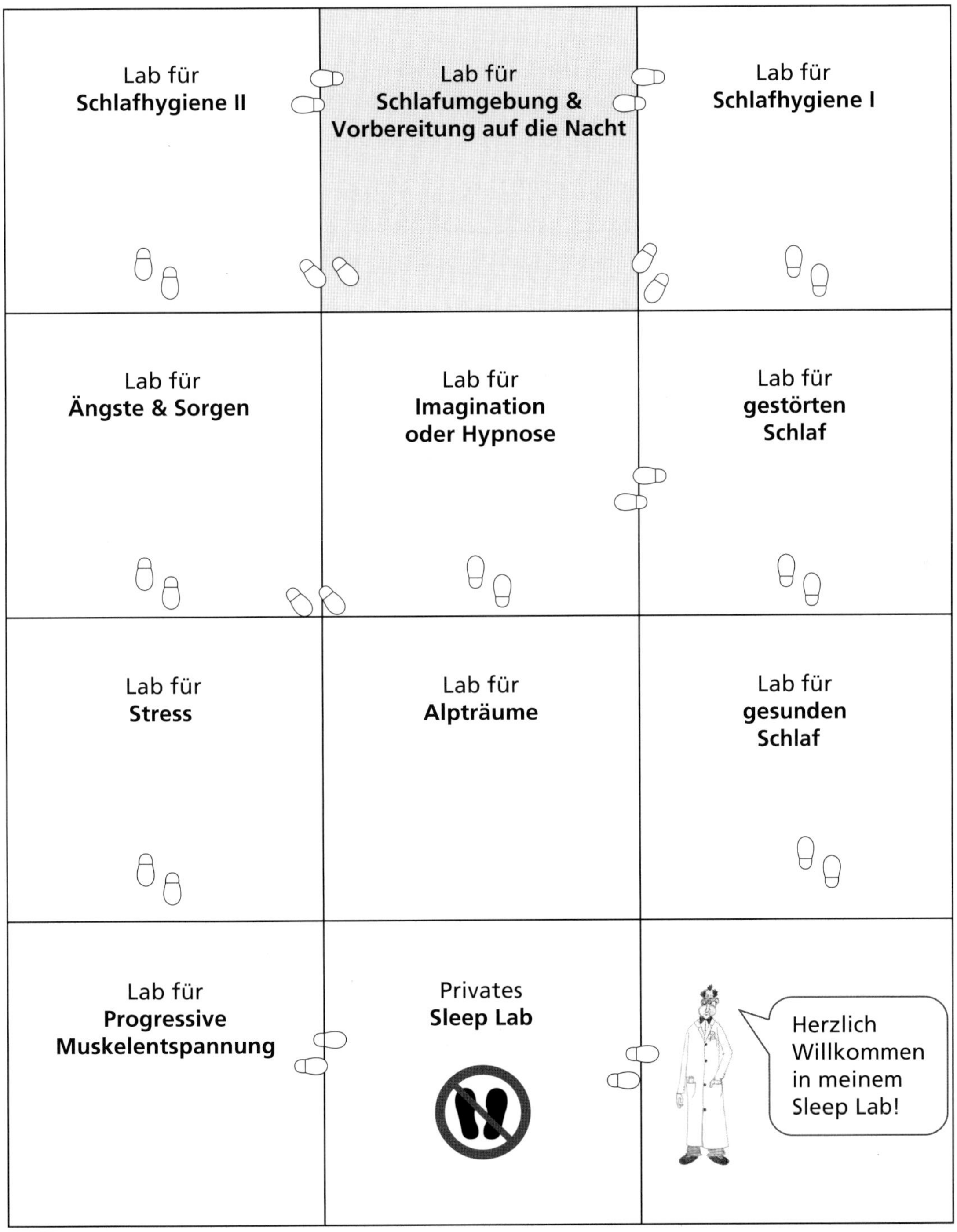

Therapeuten

Ziel:
Eventuell ungünstige Schlafumgebungsfaktoren sollen erkannt werden.

Mit den Jugendlichen soll gemeinsam eine alternative Lösung gesucht werden. Wichtig dabei ist, dass die Jugendlichen auf jeden Fall etwas ändern sollen. Denn bislang konnten sie in dieser Schlafumgebung nicht schlafen. Neue Strukturen sind notwendig, so dass diese Lernerfahrung aufgelöst und neue Erfahrungen möglich sind. Daher: Änderung!

Schlafumgebung

4.1.1 Warum ist die Schlafumgebung wichtig für den Schlaf?

Therapeuten

Gegebenenfalls die Jugendlichen fragen, was sie glauben, warum die Therapeuten wissen wollen, wie ihr Schlafplatz aussieht?

Um zu verstehen, warum der Schlafplatz so wichtig ist für den Schlaf, müssen sich die Jugendlichen zunächst in eine Zeit zurückversetzen, in der die Menschen noch im Freien gelebt und Mammuts gejagt haben.

Damals war es ziemlich gefährlich, sich schlafen zu legen, weil man dann eine leichte Beute für wilde Tiere war, von denen es damals noch viele gab.

Im Schlaf bekommt man ja normalerweise nicht mit, wenn sich ein Tier anschleicht und man kann sich auch nicht so gut wehren. Das haben die Menschen damals irgendwann festgestellt und angefangen, sich Schlafplätze zu suchen, an denen sie sicherer waren. Sie haben sich zum Beispiel auf den Bäumen, in Höhlen oder im Gebüsch hingelegt und konnten so tiefer und ruhiger schlafen.

Heutzutage gibt es natürlich nicht mehr so viele wilde Tiere, zumindest bei uns nicht, und wir wohnen auch in sicheren Häusern. Das Gehirn weiß aber von damals immer noch, dass man **tiefer** und **ruhiger** schlafen kann, wenn man an einem Ort ist, an dem man sich **sicher** und **wohl** fühlt. Wenn die Jugendlichen ihren Schlafplatz also so einrichten, dass sie sich sicher und geborgen fühlen, lässt sie ihr Gehirn tiefer und ruhiger schlafen.

Therapeuten

Wir wollen nun einmal schauen, wie euer Schlafplatz zuhause aussieht und was ihr an dem Zimmer ändern könnt. Daher haben wir jetzt hier so große Zettel mit verschiedenen Namen drauf, wie z. B. Schrank, Bett, Schreibtisch, Regal. Nun soll immer einer nach dem anderen sein Zimmer darstellen, in dem er die Zettel auf dem Boden so anordnet, wie die Gegenstände in seinem Zimmer sind. Das ermöglicht uns, dass wir uns das gut vorstellen können. Dann können wir alle gemeinsam überlegen, was derjenige an seinem Schlafplatz verändern kann. Wer möchte anfangen?

Kärtchen mit Bett, Schrank, …

Vorgehen:
Es werden beschriebene Kärtchen (sämtliche Einrichtungsgegenstände, wie Regal, Schrank, Bett, TV, Schreibtisch etc., aber auch andere Merkmale, wie Tür, Fenster etc.) an die Jugendlichen ausgeteilt.

Die Jugendlichen sollen nacheinander mit den Kärtchen auf dem Boden ihr Zimmer nachlegen.

Danach wird in der Gruppe überlegt, was man verändern bzw. verbessern könnte, z. B. dass man nicht genau auf den Schreibtisch schaut, wenn man im Bett liegt (erinnert an Arbeit) oder dass man die Tür im Blick hat. Am besten fragt man die Gruppe, was hier verändert werden könnte/sollte.

Wichtig: Jeder soll etwas verändern, auch wenn das Zimmer gut eingerichtet ist. Es reicht auch eine Kleinigkeit, wie neue Poster, neue Wandfarbe, neue Lampe, neue Bettwäsche etc.

Neuer Schlafplatz, neues Glück ☺ …
Wenn ihr euren Schlafplatz umgestaltet, erinnert sich euer Gehirn nicht mehr so gut daran, dass es an diesem Ort früher nicht gut schlafen konnte. Eure neue Schlafumgebung ist also nicht durch schlechtes Schlafen vorbelastet, weshalb es euch wahrscheinlich leichter fallen wird, dort gut zu schlafen.
Es kann sein, dass ihr euch zuerst ein paar Tage an die neue Umgebung gewöhnen müsst, aber dann hilft euch der Schlafplatz, besser zu schlafen.

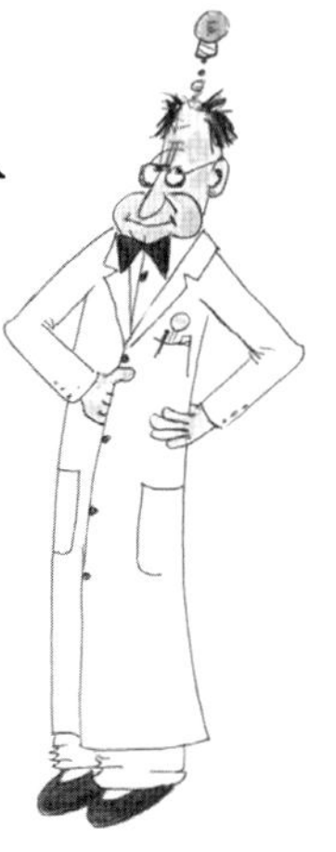

4.1.2 Wie soll der Schlafplatz aussehen?

Schlafplatz

Therapeuten

Auf dem **Arbeitsblatt 6a** auf S. 104 könnt ihr aufschreiben, was ihr an eurem Schlafplatz verändern möchtet, um euch dort sicherer und wohler zu fühlen.

Eure Hausaufgabe wird sein, euren Schlafplatz auch in der Realität umzugestalten. Beschreibt die Veränderungen auf dem **Arbeitsblatt 6b** auf S. 105 oder klebt ein Foto ein. Wenn ihr euch an eurem Schlafplatz schon wohl und sicher fühlt, solltet ihr trotzdem etwas daran verändern, damit der Körper signalisiert bekommt, dass jetzt eine neue Zeit anbricht und das schlechte Schlafen der Vergangenheit und dem alten Bett angehört. Es muss sich dabei nicht um eine große Veränderung handeln.

Vorgehen:
Konkrete Vorschläge für Veränderungen sammeln, z. B. Tücher, Duftlampe, neue Bettwäsche … dabei darauf achten, dass alle verstanden haben, warum sie auf jeden Fall etwas verändern sollen.

Arbeitsblatt 6a
Jugendlichen- und Elternmanual S. 52

Arbeitsblatt 6a: Schlafplatz

Wie soll dein Schlafplatz aussehen?

Hier kannst du aufschreiben, was du an deinem Schlafplatz verändern möchtest, um dich dort sicherer und wohler zu fühlen:

1. ______________________________

____

____

2. ______________________________

____

____

3. ______________________________

____

____

4. ______________________________

____

____

Arbeitsblatt 6 b: Schlafplatzumgebung

Arbeitsblatt 6b
Jugendlichen- und Elternmanual S. 53

Wie sieht dein neuer Schlafplatz aus?

Beschreibe oder male hier deinen Schlafplatz nach der Veränderung. Du kannst auch ein Foto von deinem Schlafplatz einkleben.

Sitzung 4

Therapeuten

ggf. Getränke

Nun haben wir uns wieder eine Pause verdient.

[Schlaftagebücher einsammeln, Namen kontrollieren!]

4.1.3 Die drei großen L

Therapeuten

Grafik »Die drei großen L« zeigen

Für die Schlafumgebung ist natürlich nicht nur euer Bett wichtig. Es gibt da zum Beispiel noch **die drei großen L** …

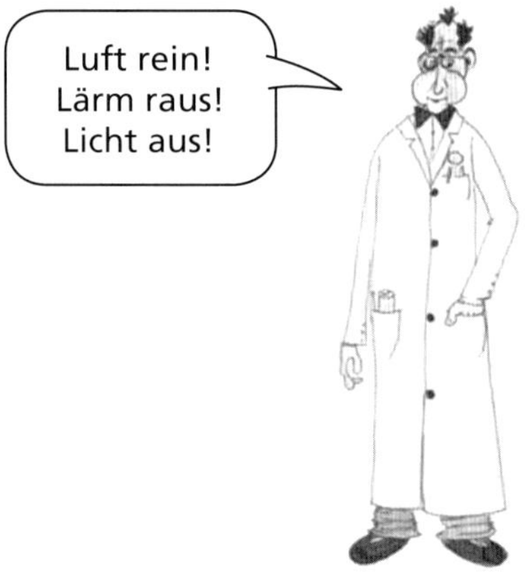

Luft rein!

Für einen guten Schlaf ist es außerdem wichtig, dass es im Zimmer nicht zu warm und nicht zu kalt ist und dass man genügend Luft zum Atmen hat.

Therapeuten

Es lohnt sich also, das Zimmer vor dem Schlafengehen für mindestens ¼ Stunde gut zu lüften.

Lärm raus!

In dem Zimmer, in dem man schläft, sollte es möglichst ruhig sein, denn alle Geräusche, die das Ohr aufnimmt, müssen vom Gehirn verarbeitet werden. Das Gehirn wird aktiv und lässt einen nicht einschlafen.

Therapeuten

Deshalb solltet ihr dafür sorgen, dass es in eurem Zimmer möglichst still ist, z. B. indem ihr eure Zimmertür schließt oder eure Eltern bittet, den Fernseher leiser zu stellen.

Licht aus!

In unserem Körper gibt es einen ganz bestimmten Stoff, das sogenannte Melatonin, der dafür sorgt, dass man einschlafen kann. Wenn es hell ist, wird der Melatonin-Hahn zugedreht und man wird wach. Ist es dunkel, wird der Melatonin-Hahn aufgedreht, das Melatonin strömt in den Körper und erleichtert das Einschlafen. Wenn es nachts aber hell im Zimmer der Jugendlichen ist, z. B. weil Licht von der Straße durch das Fenster scheint, wird der Melatonin-Hahn nicht aufgedreht und die Jugendlichen können nicht einschlafen.

Therapeuten

Auf der einen Seite sollte man abends darauf achten, dass das Zimmer dunkel ist, z. B. indem man den Rollladen herunteresläßt, die Vorhänge zuzieht, die Zimmertür schließt oder leuchtende Gegenstände wie z. B. eine Uhr entfernt.

Aber am Morgen könnt ihr euch das Licht zunutze machen. Achtet darauf, dass ihr euch etwa eine halbe Stunde im Tageslicht aufhaltet, z. B. durch einen Spaziergang oder dadurch, dass ihr zu Fuß zur Schule/Arbeit geht.

4.2 Das Zubettgehritual

Zubettgehritual

Therapeuten

Ziele:
Die Jugendlichen sollen verstehen, warum Rituale so wichtig sind. Wichtig ist, bei diesem Abschnitt zu betonen, dass der Körper sich auf den Schlaf vorbereitet und man insgesamt mit dem Tagesgeschehen abschließen kann. Regelmäßigkeit beruhigt und entspannt.

Für den menschlichen Körper ist es wichtig, ein Signal zu erhalten, das ihm mitteilt, wann es Zeit ist, sich auf das Schlafen einzustellen. Indem eine Person in der Zeit vor dem Zubettgehen immer die gleichen Dinge in der gleichen Reihenfolge tut, gibt sie ihrem Körper diese Signale.

Sitzung 4

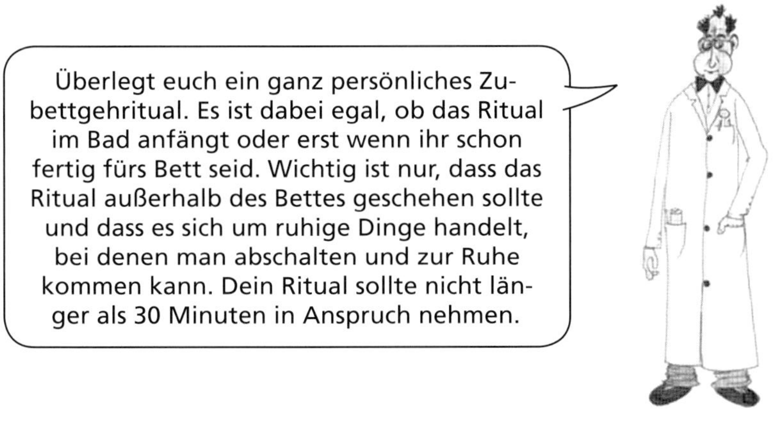

Euer neues Zubettgehritual könnt ihr im Arbeitsblatt 7 notieren.

Arbeitsblatt 7: Das Zubettgehritual

Arbeitsblatt 7
Jugendlichen- und Elternmanual S. 56

Mein neues Zubettgehritual

So, nachdem wir dann die Feldexperimente besprochen haben, lade ich euch mal wieder in mein besonderes Lab ein – das Hypno-Lab. Denn heute wollen wir unser Training im Labor für Hypnose abschließen. Diesmal könnt ihr mit dieser Phantasiereise alle eure Sorgen einfach mal abgeben. Ihr könnt schon gespannt sein. Meine Schwester mochte diese Geschichte immer wieder am liebsten. Macht es euch bequem und dann kann es schon losgehen.

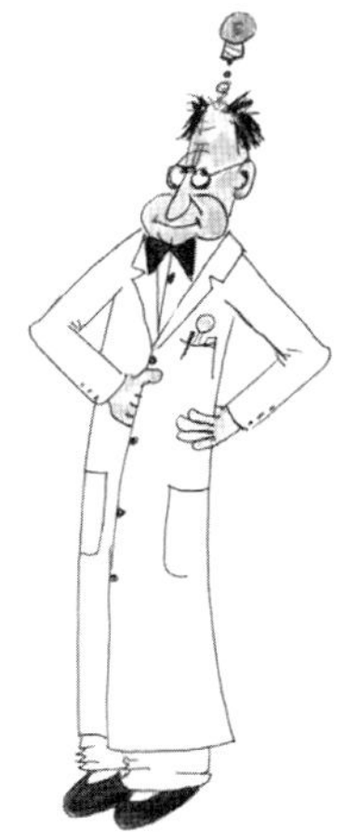

4.3 Sleep Lab für Schlafhygiene II

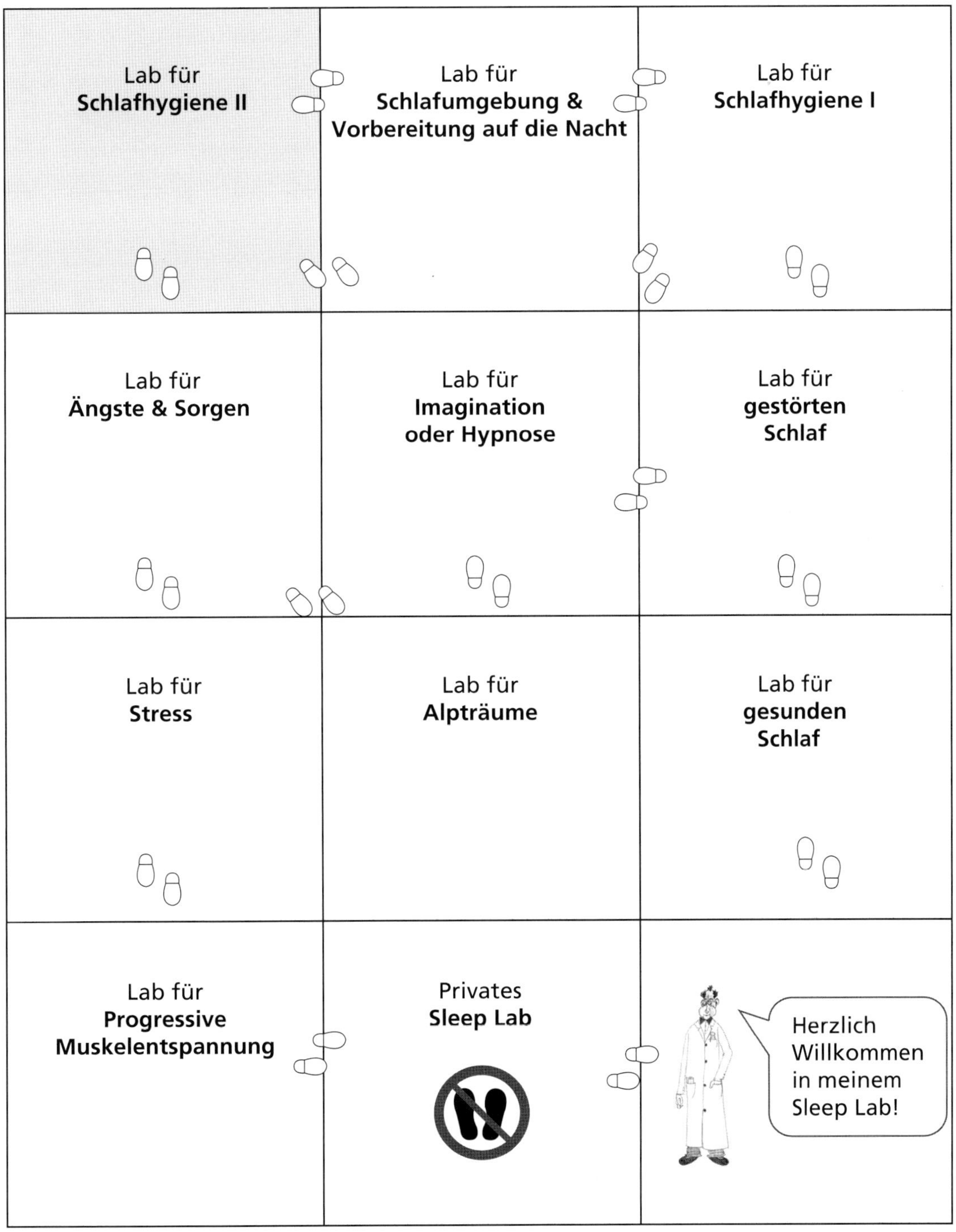

Sitzung 4

Im Laufe des Trainings haben die Jugendlichen ja schon einige Schlafhygieneregeln kennengelernt. Im Folgenden werden die Therapeuten ihnen noch ein paar weitere vorstellen, die für sie wichtig sein können.

Ernährung

4.3.1 Essen und Trinken

> **Tipp:** Ideal ist es, wenn man ca. **1–2 Stunden** vor dem Schlafengehen zu Abend isst. Dann hat der Körper genug Zeit für die Verdauung. Trinken sollte man regelmäßig über den ganzen Tag.

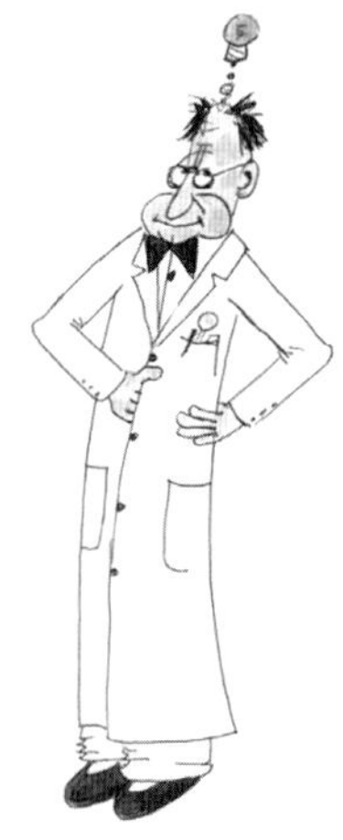

Wenn man am Abend viel und schwer isst, kann dies den Schlaf stören. Dein Körper ist dann nämlich noch lange mit der Verdauung beschäftigt und kann nicht zur Ruhe kommen. Bestimmte Nahrungsmittel enthalten schlafförderliche Substanzen (z. B. warme Milch oder Bananen) und eignen sich daher besser als leichter Snack vor dem Zubettgehen.

Viel Trinken am Abend führt dazu, dass man nachts häufiger auf die Toilette muss.

Sport

4.3.2 Bewegung

Sport ist für den Schlaf gut, denn er macht den Körper auf gesunde Weise müde. Meistens ist es besser, während des Tages Sport zu treiben, da Sport am Abend den Körper eventuell so richtig in Schwung bringt, so dass es einem schwer fällt einzuschlafen. Es gibt aber auch Menschen, die nach dem Sport wunderbar schlafen. Das muss jeder für sich selbst herausfinden.

> **Tipp:** Treibt regelmäßig Sport. Wenn ihr nach dem Sport aufgedreht seid und nicht gut schlafen könnt, solltet ihr eher morgens oder nachmittags Sport machen.

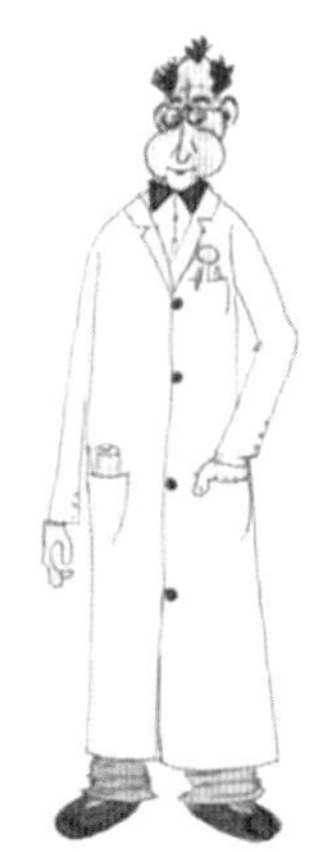

Koffein

4.3.3 Koffein

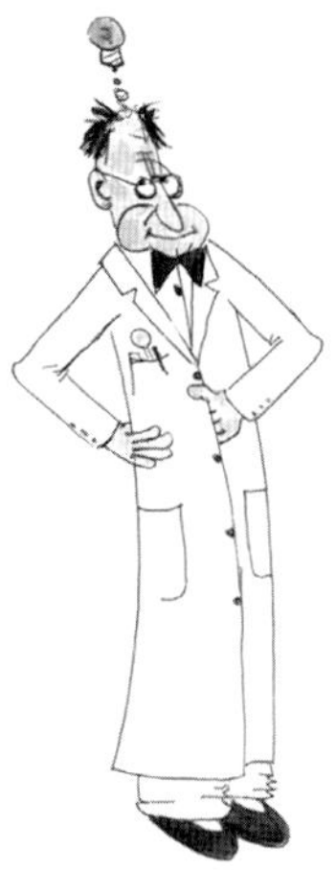

Es ist allgemein bekannt, dass Koffein wach macht. Diese wachmachende Wirkung des Koffeins kann sehr lange anhalten. Das heißt, man kann dann abends schlecht einschlafen und der Schlaf ist auch weniger erholsam.

> **Tipp:** Verzichtet auf koffeinhaltige Lebensmittel:
>
> - Kaffee, Cappuccino usw.
> - Schwarztee, Grüntee
> - Energydrinks, Eistee
> - Schokolade am Abend

4.3.4 Alkohol

Alkohol

Schon geringe Mengen Alkohol, z. B. ein Bier, können den Schlaf stören. In der ersten Nachthälfte unterdrückt der Alkohol deinen REM-Schlaf, wodurch es dann in der zweiten Nachthälfte, wenn die Wirkung des Alkohols nachlässt, zu dem sogenannten Jojo-Effekt kommt: Nachdem man zunächst weniger REM-Schlaf hat als gewöhnlich, hat man, wenn die Alkoholwirkung nachlässt, mehr REM-Schlaf als normalerweise. Der Schlaf ist dadurch weniger tief und erholsam, man wacht häufiger auf und kann schlechter wieder einschlafen.

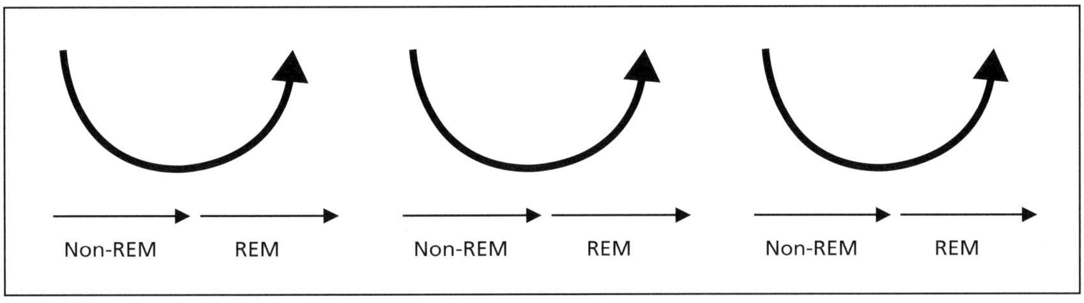

Grafik zeigen

Abb. 8: Schlaf ohne Alkohol

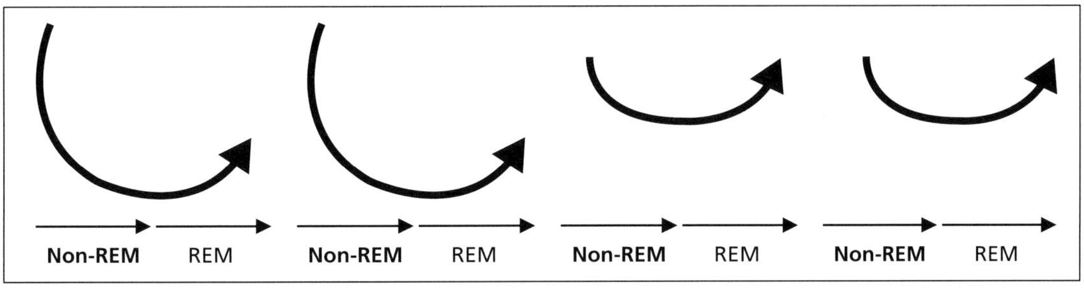

Grafik zeigen

Abb. 9: Schlaf mit Alkohol

Tipp: Am besten ist es, wenn ihr gar keinen Alkohol trinkt. Ansonsten solltest ihr mindestens drei Stunden vor dem Schlafengehen nichts mehr trinken. Bei kleinen Mengen Alkohol (z. B. ein Bier) bleibt so genug Zeit, diesen abzubauen und der Schlaf wird nicht gestört.

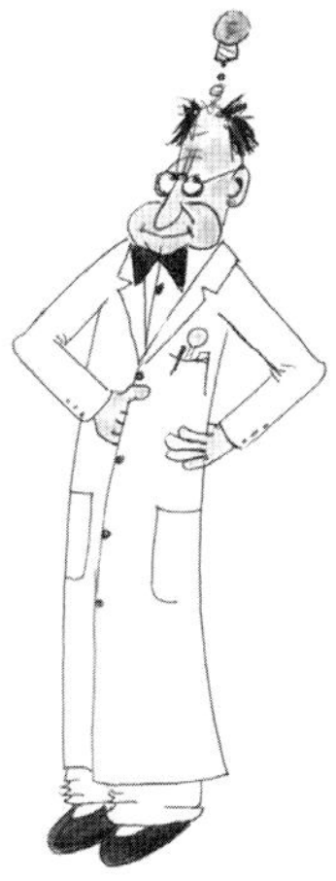

4.3.5 Nikotin, Drogen und Medikamente

Nikotin, Drogen, Medikamente

Nikotin führt dazu, dass man häufiger wach wird und es verringert den REM-Schlaf, der ja wichtig für das Lernen und das Gedächtnis ist.

Tipp: Am besten für den Körper und den Schlaf ist es, gar nicht zu rauchen. Wenn ihr doch raucht, dann solltet ihr einige Stunden vor dem Schlafengehen und auch nachts darauf verzichten.

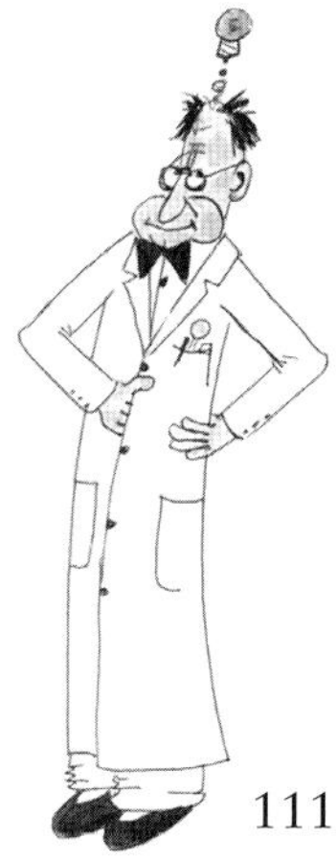

Fast alle Drogen haben neben den bekannten schädlichen Wirkungen auf das Gehirn und den Körper auch eine Beeinträchtigung des Schlafs zur Folge. Hasch/Cannabis führt zu einer Unterdrückung des REM-Schlafs. Bei LSD kommt es zu einem immer wieder unterbrochenen, nicht erholsamen Schlaf. Ecstasy (Partypillen) und Kokain wirken wachmachend, und man schläft entweder gar nicht oder viel schlechter.

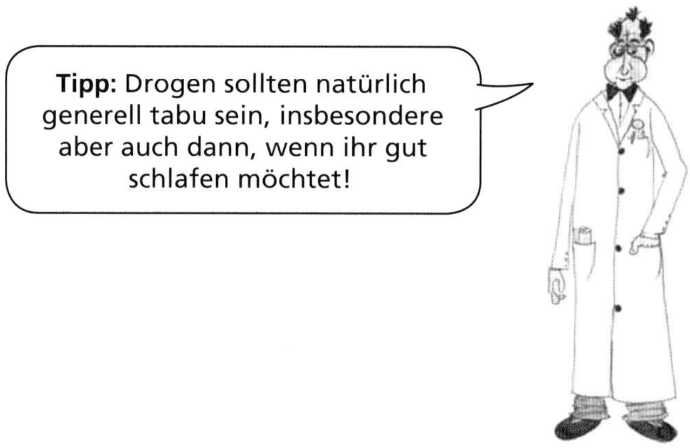
Tipp: Drogen sollten natürlich generell tabu sein, insbesondere aber auch dann, wenn ihr gut schlafen möchtet!

Auch bestimmte Medikamente können den Schlaf beeinträchtigen oder verändern. Das trifft z. B. auf manche Allergie-Medikamente und bestimmte Herz-Medikamente zu.

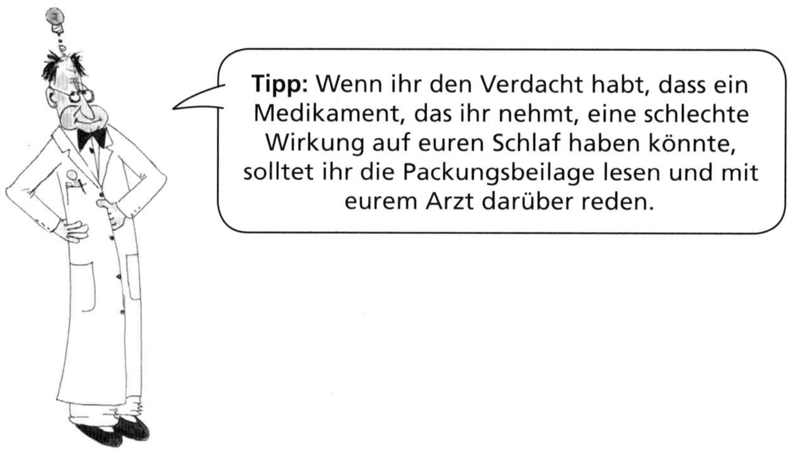

Arbeitsblatt 8: Feldexperiment zur Schlafhygiene

Arbeitsblatt 8
Jugendlichen- und Elternmanual S. 62

Die beiden wichtigsten Schlafregeln haben wir bereits für euch eingetragen. Die anderen könnt ihr selbst auswählen. Ihr könnt bei denen aus der letzten Woche bleiben oder neue aussuchen. Notiert euch, welche Schlafhygieneregeln ihr euch zusätzlich vornehmt. Wenn ihr euch an einem Tag an den Vorsatz gehalten habt, kreuzt »ja« an. Wenn nicht, kreuzt »nein« an.

	Wochentag						
Was nehme ich mir vor?	**Mo**	**Di**	**Mi**	**Do**	**Fr**	**Sa**	**So**
Goldene Regel	ja nein	ja nein	ja nein	ja nein	ja nein	ja nein	ja nein
Schlafrhythmus	ja nein	ja nein	ja nein	ja nein	ja nein	ja nein	ja nein
	ja nein	ja nein	ja nein	ja nein	ja nein	ja nein	ja nein
	ja nein	ja nein	ja nein	ja nein	ja nein	ja nein	ja nein
	ja nein	ja nein	ja nein	ja nein	ja nein	ja nein	ja nein
	ja nein	ja nein	ja nein	ja nein	ja nein	ja nein	ja nein

Sitzung 4

Als nächstes kommt wieder eine Imaginationsübung. Setzt euch bitte hierzu bequem hin und legt eure Sachen beiseite.

4.3.6 Imaginationsübung: Red Ballon

Imaginationsübung vorlesen

Therapeuten

Und auch diesmal kannst du wieder in Trance gehen. Ich möchte dich bitten, dich dazu bequem hinzusetzen und alles für dich so einzurichten, dass du dich wohl fühlst. Überprüfe einfach noch einmal alles, so dass es dir gut geht. Und du kannst jederzeit alles verändern, so dass du dich wohl fühlst. Und du kannst nun damit beginnen, deinen Blick auf einen Punkt zu richten ... und ich weiß nicht, was du auswählst ... du kannst den Blick auf alles richten ... es kann ein Gegenstand sein ... es kann ein Fleck an der Wand ... oder aber auf dem Boden sein ... alles ist in Ordnung. Und ich weiß nicht, ob du nun schon einen Fleck gefunden hast ... du kannst deinen Blick genau auf diesen Fleck richten und dabei versuchen, nicht zu blinzeln ... einfach auf diesen Punkt schauen und dabei nicht blinzeln. Und während du dies tust, kannst du damit beginnen, ganz bewusst auszuatmen ... einfach ganz bewusst ausatmen und damit die Anspannung mit ausatmen ... ganz bewusst die Anspannung mit ausatmen ... Anspannung ausatmen ... und du kannst nun den Blick weitstellen ... so als wolltest du durch diesen Punkt hindurchschauen ... den Blick einfach weitstellen und durch den Punkt hindurchschauen und mit jedem Atemzug in Trance gehen ... ganz von allein ... so wie es für dich richtig ist ... mit jedem Atemzug in Trance gehen ... und du kannst dir nun eine Treppe vorstellen ... während ich von eins bis zehn zählen werde ... eine Treppe vorstellen. Und ich weiß nicht, wie groß deine Treppe ist ... wie breit sie ist ... und welche Farbe sie hat ... und du kannst die Augen schließen ... früher oder später ... so wie es für dich gut ist ... während ich nun von eins bis zehn zählen werde.

Eins ... den Anfang hast du längst gemacht ... und ich weiß nicht, ob du bereits die Augen geschlossen hast ... oder noch einmal schauen willst, um dir sicher zu sein, dass alles in Ordnung ist ... einfach in Trance gehen ... früher oder später.

Weiter nach ... zwei ... zwei Seiten hat jede Tür ... Stufe für Stufe weitergehen ... so wie es für dich gut ist. ... weiter nach

Drei ... drei Blätter hat ein Kleeblatt ... drei Blätter an einem Ast ... drei Weise ... Schritt für Schritt weitergehen nach

Vier ... vier Himmelsrichtungen ... vier Seiten an einem Tisch ... weiter in Trance gehen ... in deinem eigenen Tempo ... nach

Fünf ... und du kannst heimlich schon weiter sein, während ich langsam weiterzähle ... und vor- und zurückgehen ... in deinem Tempo ... nach

Sechs ... wie eine umgedrehte neun ... eine Zahl, mit der man spielen kann ... einfach so ... Stufe um Stufe weitergehen nach ...

Sieben ... sieben mal sieben gibt weißen Sand ... und ich weiß nicht, ob du den Sand magst ... die Wärme im Sommer ... weitergehen nach

Acht ... und ein Teil kann acht-sam sein und acht-geben, dass es dir gut geht ... während der Rest weiter und weiter in Trance gehen kann ... nach

Neun ... in deinem eigenen Tempo in Trance gehen ... so wie es für dich gut ist ... um schließlich bei

Zehn in einem Zustand angekommen zu sein ... der genau richtig ist für dich ... genau richtig ...und du kannst dir sicher sein, dass dein Körper das ganz von alleine weiß ... einfach so ... ganz von allein.

Und ich möchte dich auch heute wieder zu einer kleinen Reise einladen ... und dir vorzustellen, du würdest eine grüne Wiese betreten ... und ich weiß nicht, wie deine Wiese diesmal aussieht ... wie grün sie ist ... ob das Gras wie im Sommer ... oder wie im Frühjahr ... oder gar wie im Herbst ist ... wie hoch es steht ... und ob es Blumen auf deiner Wiese gibt ... vielleicht auch Schmetterlinge ... oder anderes ... und ich möchte dich nun einladen, weiterzugehen ... vielleicht entdeckst du auch diesmal einen Pfad ... und ich weiß nicht, wie dieser Pfad aussieht ... ob er groß und breit oder klein und schmal ist ... und du kannst ihn einfach entlang gehen ... über einen Hügel ... und weitergehen ... und ich weiß nicht, ob es Bäume am Wegesrand gibt ... oder Büsche ... und ob es eher flach oder eher bergig ist ... während du weitergehen kannst ... einfach weitergehen ... Schritt für Schritt ... einfach weitergehen ... ganz von allein ... und du kannst in der Ferne schließlich einen Ballon sehen ... einen roten Ballon sehen ... der dort wartet ... und du weißt ganz von allein ... dass dieser Ballon für dich da ist ... nur für dich ... und als du näher kommst, siehst du, dass er einen Korb hat ... so einen typischen Korb ... wo man Pakete hineinlegen kann ... und Ballast ... und ich weiß nicht, welche Päckchen du abgeben möchtest ... ob es kleine oder große sind ... und ob es viele oder wenige sind ... und manchmal ... merkt man erst, wie viel es sind, wenn man aufräumt ... dann merkt man manchmal, wie viele Pakete wegzuräumen sind ... und du kannst alles in diesen Ballon hineingeben ... jeden Ballast ... alles was dich belastet ... einfach hineintun ... und vielleicht spürst du den Unterschied ... spürst die Veränderung ... schon jetzt ...

Und wenn du alle Päckchen abgegeben hast ... kannst du die Seile kappen ... und zuschauen wie der Ballon abhebt ... mit dem ganzen Ballast ... und dich freier fühlen ... unbeschwerter ... und zugleich ruhiger ... und gelassener ... und spüren, wie es sich anfühlt, leicht zu sein ... zuversichtlich ... und sich wohl zu fühlen ... und dann kannst du den Ballon sehen ... immer kleiner werdend ... immer höher aufsteigend ... weit oben ... weiter und weiter ... bis er schließlich weg ist und dann langsam wieder hierher zurückkommen ... langsam wieder hierher zurückkommen ... in deinem Tempo ... während ich nun von zehn rückwärts auf eins zählen werde ...

Zehn in deinem Tempo zurückkehren
Neun auf deine eigene Weise
Acht während ich von zehn rückwärts auf eins zähle
Sieben
Sechs
Fünf
Vier
Drei und tief durchatmen
Zwei und langsam Arme und Beine bewegen
bei Eins
und am Schluss die Augen öffnen ... und wieder hier ankommen.

Experimentalplan Feldexperiment

Jugendlichen- und Elternmanual S. 63

Experimentalplan zeigen

Experimentalplan Feldexperimente			
Feldexperiment		**Punkte**	√
Imagination »Red Balloon«	• Üb bis zum nächsten Mal die neue Imagination.	Pro Übungstag darfst du dir 1 Forscherpunkt einkleben	
Schlafhygiene-regeln	• Wie jede Woche sollst du auch dieses Mal wieder deine Schlafhygieneregeln umsetzen. • Schreib dir auf, welche Regeln du weiter einhalten willst und welche neu dazukommen.	Umsetzung versucht: 1 Forscherpunkt *Oder* Umsetzung geschafft: 2 Forscherpunkte Mögliche Sonderpunkte: 1 Schweinehund-Punkt	
Schlafumgebung	• Gestalte deine Schlafumgebung um. • Setz dabei die Ideen vom Arbeitsblatt 6 um oder sammle neue Ideen. • Halt auf dem Arbeitsblatt 6 fest, was du geändert hast • Für die genialste Idee gibt es wieder einen Sonderpunkt	Gedanken um die Umsetzung gemacht und diese aufgeschrieben: 1 Forscherpunkt Ideen umgesetzt und aufgeschrieben: 1 zusätzlicher Forscherpunkt Mögliche Sonderpunkte: 1 Einstein-Punkt	
Zubettgehritual	• Überleg dir ein Zubettgehritual und schreibe es auf dem Arbeitsblatt 7 auf. • Notier jeden Abend auf dem Schlafprotokoll, ob du dein Ritual eingehalten hast.	Zubettgehritual ausgedacht und aufgeschrieben: 1 Forscherpunkt Ritual regelmäßig durchgeführt: 1 zusätzlicher Forscherpunkt	
Schlaftagebuch	• Ausfüllen und beim nächsten Treffen mitbringen		

Sitzung 5: Jugendsitzung 4

Material

Material – jede Sitzung:	Wo:	Ok?
Flipchart		
Stifte/Tesa/Schere		
Getränke/Becher/Servietten		
Laborregeln zum Aufhängen	Datei: Ordner »Material«	
Bitte nicht stören – Sleep Lab Schild –	Datei: Ordner »Material«	
Namensschilder von letzter Sitzung	Datei: Ordner »Material«	
Plakat mit Namen der Teilnehmer für Einstein- und Schweinehunderunden von letzter Sitzung		
Schweinehund-/Einstein-Karte	Datei: Ordner »Material«	
Schlafhygiene-Karten vorbereiten (ab Sitzung 3)	Datei: Ordner »Material«	
Steine, z. B. Glassteine (ab Sitzung 3 für die Abstimmung, wer die Schweinehund- oder Einstein-Karte bekommt)		
Stempel (drei verschiedene Stempel, einen für die Forscherpunkte, einen für die Schweinehund-Karte und einen für die Einstein-Karte)		
Material – 4. Jugendsitzung:		
Imaginationsübung »Kugel«	Download Zusatzmaterialien	
Karten mit Kognitionen für die Eingangsrunde	Datei: Ordner »Material→ Sitzung 4«	
Blätter mit Denkblasen für »Kopfkino«	Datei: Ordner »Material→ Sitzung 4«	
»Sorgenbox« basteln, die zur Veranschaulichung ein paar Zettel mit Sorgen beinhalten, wie z. B. »mein/e Freund/in ist sauer auf mich« oder »meine Eltern haben sich gestritten« …		
Bilderrahmen basteln, der ein beruhigendes Bild beinhaltet, z. B. einen Stand und Meer. Dies soll nur die Veranschaulichung eines beruhigenden Bildes sein, wie es sich die Jugendlichen später vorstellen sollen.		Vorbereiten/ basteln
Schlafhygiene-Karten	Datei: Ordner »Material→ Sitzung 4«	Vorbereiten

Themenübersicht

Therapeuten

- Besprechung der Feldexperimente
- Sleep Lab für Ängste und Sorgen I: Privates Kopfkino, Sorgenbox/Grübelzeit/Grübelort und sonnige Gedanken
- Pause
- Sleep Lab für Ängste und Sorgen II: Gedanken-Mal-Bild
- Sleep Lab für Alpträume
- Sleep Lab für Hypnose

Begrüßung

Therapeuten

Herzlich Willkommen zu unserer vierten und damit vorletzten Jugendlichensitzung im Sleep Lab! Am Anfang von jeder Sitzung wollen wir ja immer wissen, wie es euch gerade geht. Damit ihr dieses Mal nicht so viel reden müsst, dürft ihr eine von den hier liegenen Karten mit verschiedenen Gedanken darauf nehmen, die am ehesten darauf zutrifft, wie es euch gerade geht.

Feldexperimente

Therapeuten

In der letzen Woche solltet ihr ja wieder ein paar Feldexperimente durchführen. Diese würden wir jetzt gerne mit euch besprechen und die Forscherpunkte dafür ausgeben.

Feldexperiment Hypnose

- Wie hat es mit der Hypnose geklappt?
- Was war gut, was war schlecht?
- Habt ihr daran gedacht, eure Forscherpunkte einzukleben?

Schlafhygiene-Kärtchen

Kärtchen mit Schlafhygieneregeln austeilen.

Therapeuten

Feldexperiment Schlafhygieneregeln
Holt mal euer **Arbeitsblatt 8** (S. 62) raus, auf dem ihr notiert habt, welche Schlafhygieneregeln ihr eingehalten habt.

- Welche Regeln wolltet ihr einhalten?
- Habt ihr es versucht?
- Habt ihr alles geschafft, was ihr euch vorgenommen habt?
- Wie schwer ist es euch gefallen?
- Welche Regel war für euch am schwersten einzuhalten?
- Warum glaubst du, hast du den Schweinehundpunkt verdient?
- Gibt es vielleicht die eine oder andere Schlafhygieneregel, die ihr in der nächsten Woche zusätzlich ausprobieren wollt?

Arbeitsblatt 8, S. 62

Forscherpunkte mit Stempel vergeben:

- Versucht (bis viermal pro Woche): 1 Forscherpunkt
- *Oder* Geschafft (ab fünfmal pro Woche): 2 Forscherpunkte
- Schweinehund-Karte

Forscherpunkt-Stempel

Schweinehund-Karte und Plakat mit Namen

Therapeuten

Heute wollen wir wieder die *Schweinehund-Karte* an denjenigen vergeben, der besonders hart kämpfen musste, um sein Ziel zu erreichen und die Schlafhygieneregeln einzuhalten.

Wie immer bekommt jeder von euch ein Steinchen und darf es auf den Namen der Person legen, die seiner Meinung nach am härtesten kämpfen musste. Die Person mit den meisten Punkten bekommt einen Extrapunkt.

Therapeuten

Feldexperiment Schlafumgebung
Eine weitere Hausaufgabe war es ja, eure Schlafumgebung umzugestalten. Ihr solltet auf dem Arbeitsblatt 6b auf S. 53 dokumentieren, wie ihr eure Schlafumgebung verändert habt. Denkt wieder daran, gut zuzuhören, denn auch hier wird wieder ein Sonderpunkt vergeben, die Einsteinkarte für die genialste Idee. Die Vergabe erfolgt genau wie die Vergabe der Schweinehund-Karte (Stein auf Plakat mit Namen legen).

- Wer möchte als Erstes vorstellen?

Einstein-Karte und Palakt mit Namen

Arbeitsblatt 6b, S. 53

Forscherpunkte mit Stempel vergeben:

- Versucht: 1 Forscherpunkt
- Geschafft: 1 Forscherpunkt extra
- Einstein-Karte

Einstein- und Forscherpunkt-Stempel

Schweinehund-/ Einstein-Karte
Plakat mit Namen
Steine
Arbeitsblatt 7, S. 56

Therapeuten

Feldexperiment Zubettgehritual
Schlagt mal die S. 56 auf. Auf dem Arbeitsblatt 7 solltet ihr ja notieren, wie euer Zubettgehritual aussehen soll.

- Was habt ihr euch dort aufgeschrieben?
- Welche Erfahrungen habt ihr damit gemacht?
- Habt ihr noch Dinge, die ihr vielleicht noch mal daran ändern wollt, weil sie sich doch nicht als so gut herausgestellt haben?
- Wie regelmäßig habt ihr es durchgeführt?

Forscherpunkt-Stempel

Forscherpunkte mit Stempel vergeben:

- Versucht: 1 Forscherpunkt
- Geschafft: 1 Forscherpunkt extra

Sitzung 5 – Inhaltlicher Einstieg

5.1 Sleep Lab für Ängste und Sorgen

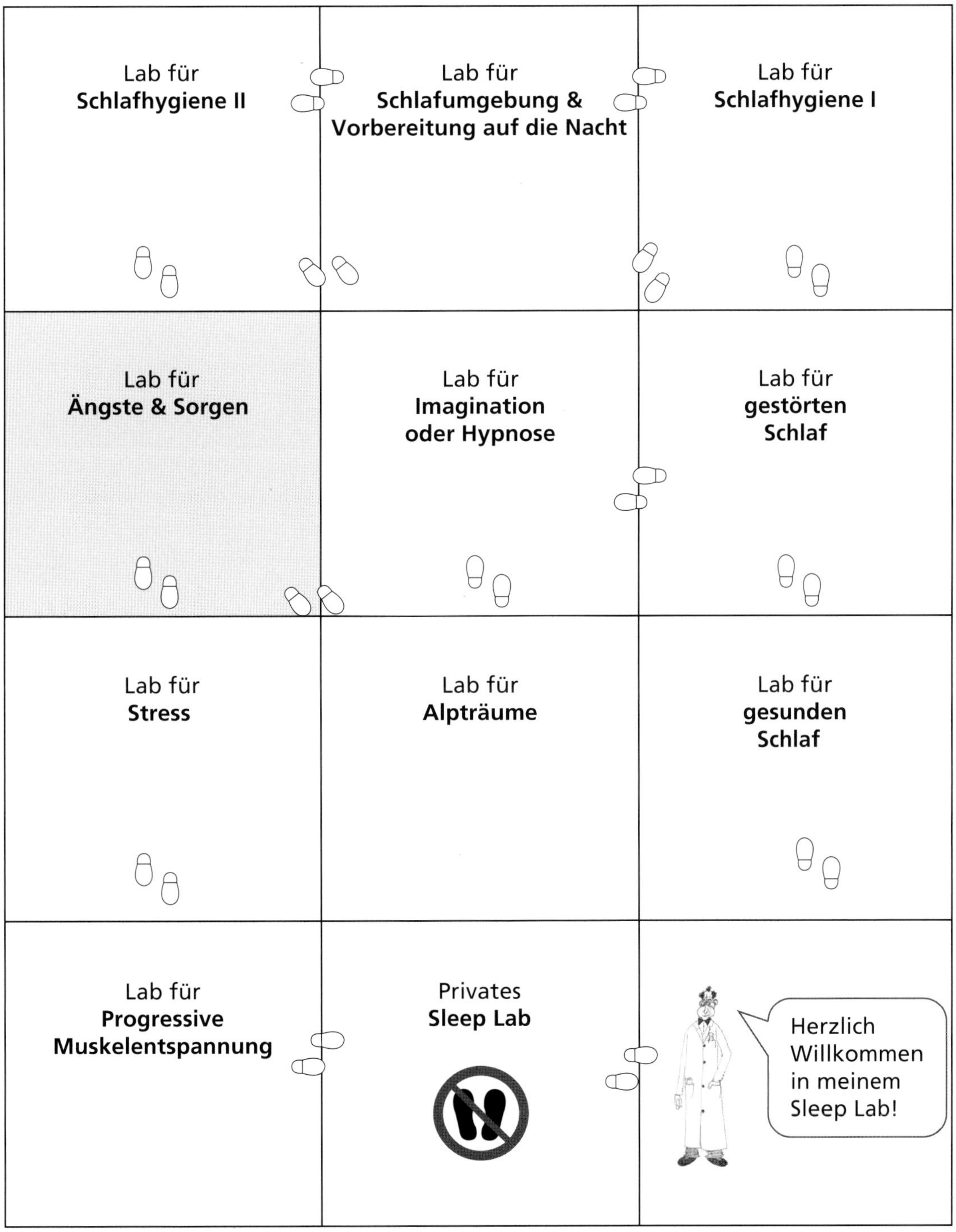

Therapeuten

Ziel:
Hier soll aufgezeigt werden, wie sich Gedanken auf unseren ganzen Körper sowohl positiv als auch negativ auswirken können. Die Wirkung der Gedanken wird oft unterschätzt. Im folgenden Kasten wird gezeigt, dass allein unsere Gedanken körperliche Reaktionen hervorrufen können (z. B. Anspannung, wenn man sich vorstellt, dass man eventuell überfallen wird ...).

Vorgehen:
Therapeuten lesen den untenstehenden Text vor. Langsam lesen, so dass Jugendliche Zeit haben, sich die einzelnen Dinge vorzustellen.

5.1.1 Die Macht der Gedanken ...

Das, was wir denken, hat unglaublichen Einfluss auf uns. Wenn wir denken, dass uns in einer dunklen Gasse jemand überfallen wird, dann werden wir ganz angespannt und fangen meist an, schneller zu gehen. Denken wir, dass wir bei Freunden sind, die uns nichts tun, sondern im Gegenteil beschützen würden, sind wir ganz entspannt. Es hat also eine Auswirkung, wenn man sich in seiner Phantasie die unterschiedlichsten Dinge ausmalt.

Therapeuten

Die Jugendlichen für die folgende Übung anregen, die Augen zu schließen. Sie sollen versuchen, sich vorzustellen, wie die Dinge, die ihnen beschrieben werden, aussehen, sich anfühlen, riechen, schmecken oder sich anhören.

Ihr kennt meine Schwester Anna ja nun schon ganz gut. Sie hat sich abends übrigens oft Sorgen gemacht – Sorgen, dass sie in Mathe durchfallen würde und Sorgen, dass sie ihre Freundin vergrault hat usw. Dann habe ich immer versucht, ihre Gedanken abzulenken und ihr von zauberhaften Orten erzählt. Das hat meistens geholfen. Denn Anna konnte sich die Dinge immer gut vorstellen. Damit ihr gut schlafen lernt, würde ich euch auch nun gern diese Strategie zeigen. Also – setzt euch mal bequem hin und stellt euch nun Folgendes vor: Ihr findet eine wunderbare Insel. Auf dieser Insel sitzt ihr am Strand und schaut auf das Wasser, das wunderbar blau ausschaut. Einfach phantastisch. Und wenn ihr genau hinhört, dann könnt ihr die Wellen hören, wie sie an den Strand gespült werden .... hin und her ... ganz leicht rauschen. Und wahrscheinlich könnt ihr sogar die Vögel oben am Himmel sehen, die langsam am blauen Himmel kreisen. Und am besten ist die wohltuende Wärme der Sonne auf deiner Haut – genau richtig. Genau so warm, dass es angenehm ist. Und wenn du einatmest, dann riechst du den typischen Geruch des Meeres und kannst vielleicht sogar auf deinen Lippen das Salz schmecken und vielleicht gehst du langsam ins Wasser, das warm ist ... und ganz klar ... nur die Goldpartikel des Sandes glitzern im Sonnenlicht ... ich lege mich auf meinen Rücken und lasse mich einfach von den Wellen treiben ... dann merke ich, dass um mich herum lauter Delfine sind ... sie keckern freundlich ... und gleiten geschmeidig durch das Wasser ... wenn du die Hand ausstreckst ... kannst du ihre glatten, kühlen Körper berühren ... einer der Delfine lässt es sogar zu, dass du dich an seiner Rückenflosse festhältst ... ihr gleitet zusammen durch das Wasser ... und du fühlst dich ganz sicher ... dann tauch ihr langsam unter die Wasserfläche ab in eine Traumwelt ... tiefer und tiefer taucht ihr ab und du weisst, dass alles in Ordnung ist und es sich wunderbar anfühlt, schwerelos und gleichzeitig kannst du spielerisch tiefer und tiefer sinken und ganz von allein mit deinem Delfin da hinschwimmen ... einfach absinken lassen ... und es geniessen sich dahingleiten zu lassen... ohne etwas tun zu müssen ... du und dein delsphin ... und du weißt, dass der Delfin dich rechtzeitig und sicher wieder zurückbringen wird ... ganz von allein, dann wenn es für dich in Ordnung ist ... und Sinn macht ... aber so lange kann dein Körper einfach abtauchen ... mit dem Delfin ... tiefer und tiefer sinken ... und es geniessen ... in dieser wunderbaren Traumwelt zu sein ... einfach sich erholen ... um morgen wieder frisch und ausgeruht zu sein ... ganz von allein.

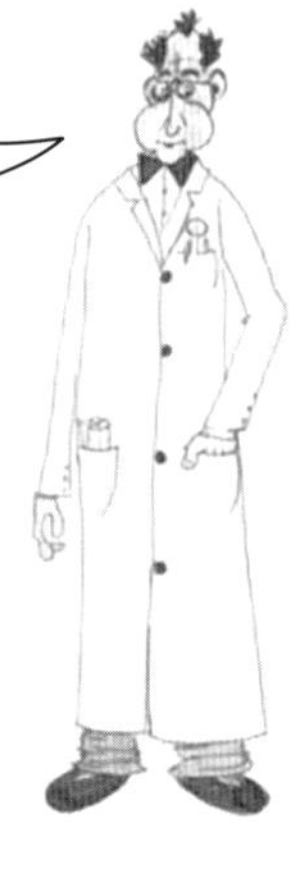

Therapeuten

Nun, wie hat es euch gefallen, dort auf eurer Insel? Wie groß war diese Insel? Wie war der Strand? Wer hat die Sonne auf der Haut gespürt? Wer hat die Vögel gehört? Und wer war tief schwimmen und hat sich treiben lassen können?

Bei der Nachbesprechung darauf hinweisen, dass jeder sicher noch andere Details bemerkt hat, worüber jedoch nichts gesagt wurde. Auch anmerken, dass Unterschiede zwischen den einzelnen Vorstellungsbildern existieren.

5.1.2 Dein privates Kopfkino

Kopfkino

Diese Begabung, eine Art Mini-Kino-Film im Kopf zu drehen, hat jeder. Manche mehr und manche weniger. Zum Entspannen und Einschlafen hilft dies gut, denn so kann man sich an schöne, entspannte und nette Orte träumen. Das Beste ist, dass diese Orte gar nicht real sein müssen, es kann auch ein Phantasieort sein. Wichtig dabei ist nur, dass es nicht zu hektisch wird, denn dann werden alle eure Denk- und Problemlösehelfer aktiv und das verhindert den Schlaf.

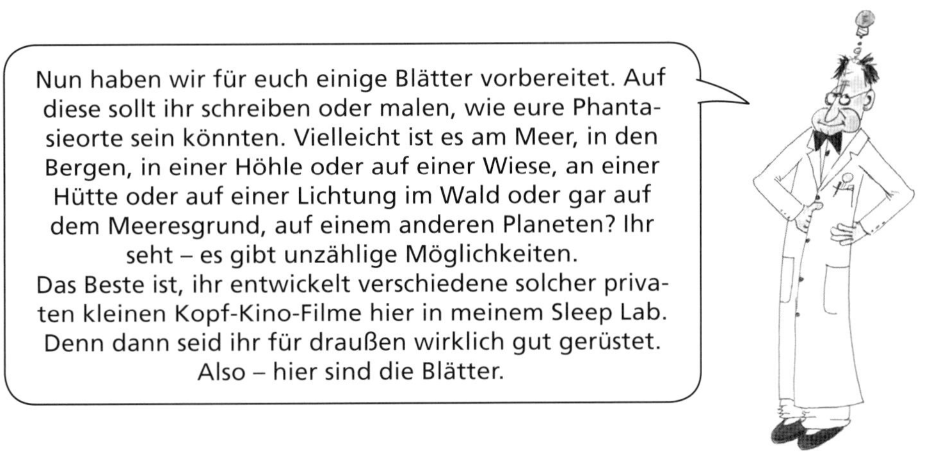

Blätter mit Denkblasen an die Jugendlichen austeilen für die Hausaufgabe. Jugendliche sollen ein beruhigendes Bild in die Blätter malen oder beschreiben.

Therapeuten

Dein privates Kopfkino sollte:

- Eine Situation darstellen, in der du dich ganz entspannt, glücklich und wohl fühlen kannst.
- Das Bild sollte nur für dich da sein, also sollten auch keine anderen Personen darin vorkommen, weil du dich eventuell irgendwann im wirklichen Leben mit ihnen streitest.
- Es kann sich bei deinem Bild um einen Phantasieort oder eine schöne Erinnerung handeln, z. B. ein schöner Urlaub, oder ganz frei von dir erfunden werden.
- Sei dabei so kreativ, wie du möchtest. Was siehst du denn in deinem Lieblingsbild? Was fühlst du? Riechst du vielleicht etwas Angenehmes? Was hörst du? Was schmeckst du?
- Wenn du dir dein Lieblingsbild vorstellst, ist es wichtig, dass du dir eine ganz ruhige Umgebung ausdenkst, in der du richtig schön entspannen kannst.

Arbeitsblatt 9

Arbeitsblatt 9
Jugendlichen- und Elternmanual S. 69

Hier sollst du reinschreiben oder reinmalen, wie deine Phantasieorte sein könnten. Vielleicht ist es am Meer, in den Bergen, in einer Höhle oder aber auf einer Wiese oder an einer Hütte oder auf einer Lichtung im Wald oder gar auf dem Meeresgrund, auf einem anderen Planeten? Du siehst – es gibt unzählige Möglichkeiten.

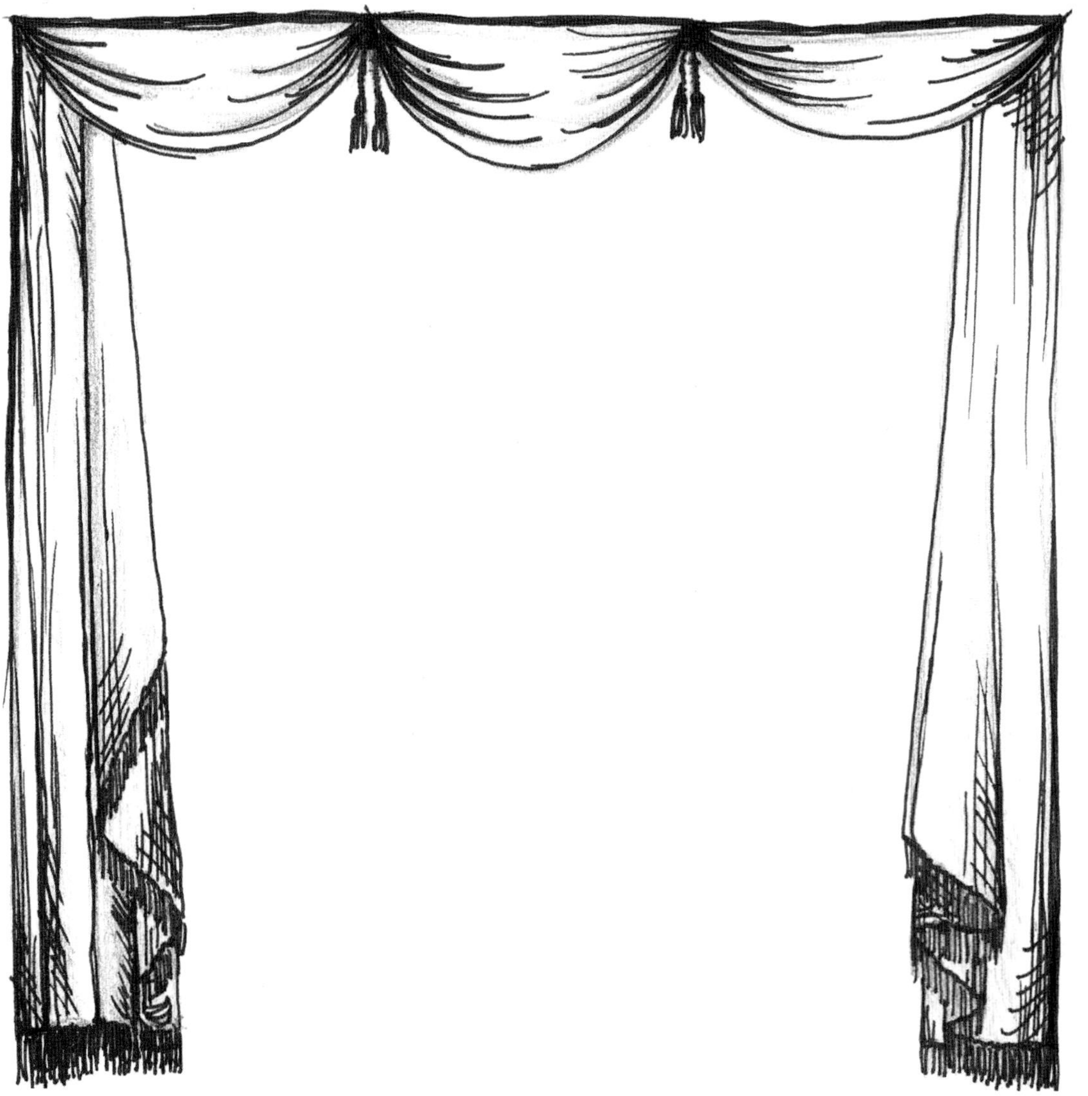

5.1.3 Die Macht der Gedanken – dunkle Gedanken verändern

Dunkle Gedanken

Es ist wichtig, dunkle Gedanken erkennen zu können und diese dann auch zu vertreiben. Dunkle Gedanken entstehen aufgrund unterschiedlicher Gegebenheiten. Manchmal wegen eines Ereignisses (z. B. wenn man in Mathe eine 5 geschrieben hat) oder auch aufgrund von Befürchtungen (z. B. wenn man Angst hat, die Freundin mag einen nicht mehr). Bestimmt kennen die Jugendlichen auch solche Situationen, in denen sie im Bett liegen und anfangen, sich Sorgen zu machen. Typisch dafür ist, dass die Sorgen meist in den schillerndsten Farben vorgestellt werden und eine Sorge die nächste nach sich zieht.

»Was passiert, wenn ich Mathe wieder nicht bis zur Arbeit kapiere? Dann bekomme ich wieder eine schlechte Note und Stress mit meinen Eltern, dann sind sie total enttäuscht von mir. Und dann …«

Gedankenkreisläufe

Da man in solch einem Moment oft nicht wirklich etwas gegen seine Probleme tun kann, kommt es leicht dazu, dass sich die Gedanken wie auf einem Gedankenkarussell immer schneller um das Problem drehen, ohne dass man zu einer Lösung kommt.

Sorgen

Gerade weil uns Sorgen häufig nicht gut schlafen lassen, versuchen viele Menschen einfach wie ein Vogelstrauß den Kopf in den Sand zu stecken und die Sorgen tagsüber zu verdrängen. Diese Strategie funktioniert auch oft ganz gut, so lange man sich mit anderen Dingen ablenken kann oder die Sorgen nicht zu groß sind. Sobald man sich aber ins Bett legt und zur Ruhe kommt, kommen diese Sorgen zurück, geistern im Kopf herum und stören den Schlaf.
Dass jeder Mensch mal Sorgen hat, ist ja klar. Wusstet ihr aber, dass fast jeder Mensch zu irgendeinem Zeitpunkt seines Lebens aufgrund seiner Sorgen vorübergehend eine Schlafstörung bekommt?

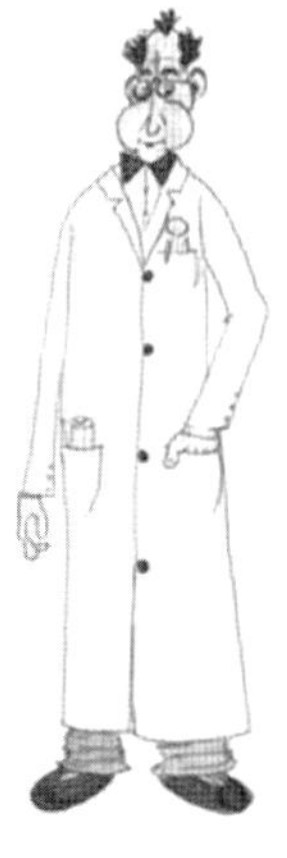

Therapeuten

Das heißt also, dass jeder Mensch früher oder später lernen muss, mit den Sorgen so umzugehen, dass sie ihm nicht mehr den Schlaf rauben. Damit das klappt, gibt es einige Dinge, die wir jetzt gemeinsam besprechen wollen.

Sitzung 5

5.1.4 Was kann man gegen seine Sorgen tun?

Jetzt fragt ihr euch bestimmt, was man gegen seine Sorgen tun kann? In meinem Sleep Lab gibt es wirklich viele Dinge – zum Beispiel Tipps wie die Sorgenbox oder auch der Grübelstuhl. Was das ist? Das werde ich euch nun erklären.

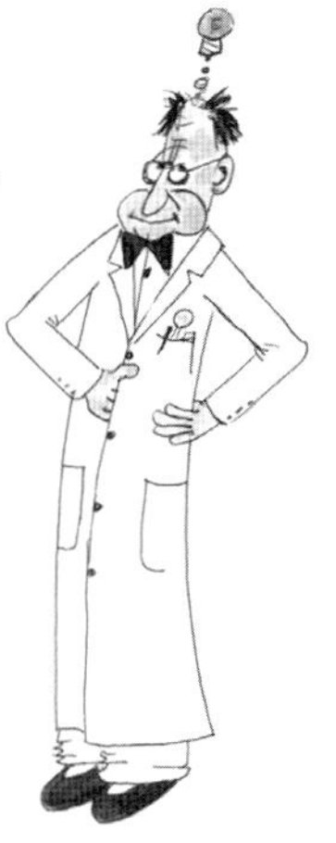

Sorgenkiste

Die Sorgenkiste

Therapeuten

Sorgenkiste

Ziel:
Den Jugendlichen werden verschiedene Strategien vorgestellt, mit denen sie ihre Sorgen bewältigen können, so dass sie abends nicht mehr aufdringlichen Sorgen/Gedanken ausgeliefert sind, sondern aktiv dagegen vorgehen können.

Vorgehen:
Vorbereitete Sorgenbox zeigen und öffnen lassen. Es soll als Beispiel dienen, so dass sich die Jugendlichen besser vorstellen können, wie so eine Sorgenbox funktioniert.

Manchmal macht man sich um Dinge Sorgen, auf die man im Moment gar keinen Einfluss hat. Oder es kommt einem eine Sorge riesig vor, obwohl sie vielleicht gar nicht so schlimm ist. Vielleicht sorgt man sich aber auch nur um Kleinigkeiten, die es eigentlich gar nicht wert sind, sich deswegen den Kopf zu zerbrechen. Dann kann es sinnvoll sein, diese Sorgen für einige Zeit beiseite zu legen und später nochmals nachzuschauen, wie sie sich entwickelt haben.

Therapeuten

Wer kennt solche Sorgen?

Hier kann es helfen, sich eine »Sorgenbox« zu basteln. Wenn die Jugendlichen solche Sorgen quälen, dann können sie sie einfach auf einen Zettel schreiben und in ihre Sorgenkiste legen. So können sie besser abschalten und für eine Weile nicht mehr an diese Sorgen denken. Ein paar Tage später können sie dann die Sorgenbox wieder öffnen und nachschauen, wie sich die Sorgen entwickelt haben. Oft zeigt sich in solch einer Situation, dass sich das Problem von selbst geklärt hat, und es gut war, sich deswegen nicht verrückt zu machen. Oder aber die Sorgen erscheinen ihnen plötzlich viel kleiner, und die Jugendlichen können besser damit umgehen. Natürlich können sie anstelle einer Sorgenbox auch ein Tagebuch führen oder etwas anderes finden, um ihre Sorgen für eine Weile abzulegen.

Therapeuten

Wer von euch hat denn schon eine Sorgenbox oder so etwas Ähnliches?

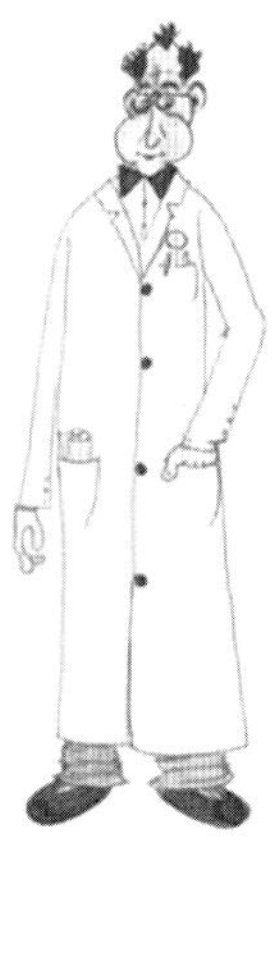

Die Sorgenkiste ist übrigens auch sehr praktisch, wenn ihr nachts im Bett liegt und es nicht schafft, eure Gedanken abzustellen. Dann könnt ihr kurz aufstehen, die Sorge aufschreiben und in die Sorgenkiste legen. Oder in Gedanken die Sorgen in der Kiste verstauen. So könnt ihr wieder in Ruhe ins Bett gehen und euch am nächsten Tag um diese Dinge kümmern. Dabei ist es ganz normal, dass die eine oder andere Sorge sich immer wieder hartnäckig zurück in euer Bett mogelt. Ärgert euch nicht darüber, sondern schickt sie einfach wieder zurück in die Sorgenkiste, so wie ihr auch bei der Hypnose eure Gedanken wieder einfangt, wenn sie auf Wanderschaft gehen. Auch Menschen, die gut schlafen, haben manchmal Sorgen im Bett.

Grübelzeit und Grübelort

Es ist gut, wenn sich die Jugendlichen jeden Tag kurz überlegen, ob es etwas gibt, das ihnen Sorgen bereitet. Dabei ist es wichtig, dies am Tag zu tun und nicht damit zu warten, bis sie im Bett liegen. Denn wenn sie schon während des Tages vom Sorgenkarussell abgesprungen sind, können sie sich abends viel besser entspannen, und müssen sich dann nicht mit ihren Sorgen rumschlagen.

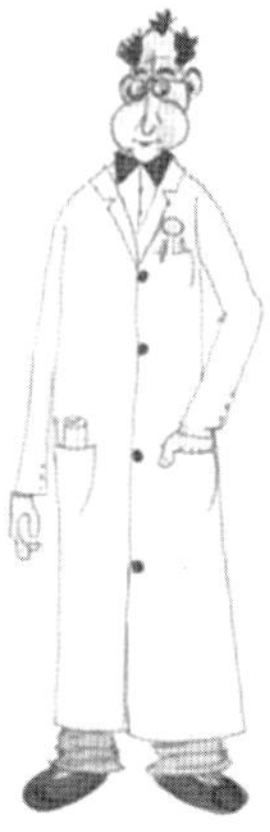

Übrigens eignet sich als Grübelzeit auch Tagebuchschreiben. Auch das ist hilfreich und hilft euch, die Sorgen loszuwerden, denn durch das Niederschreiben kann man die Sorgen ein klein wenig loswerden. Ihr wisst ja, dass meine Schwester das immer gerne gemacht hat. Sie hat das dann auch weitergeführt – nur nicht im Bett – und das ist das Wichtige daran – nicht im Bett. Ihr könnt euch aber auch einen »Grübelort« suchen, an dem ihr über eure Probleme nachdenken könnt. Bei uns war das immer ein großer alter Schaukelstuhl draußen auf der Veranda – manchmal saßen wir dann sogar im Herbst oder im Winter da draußen und haben nachgedacht. So konnten wir gut überlegen, was denn nun zu tun ist. Und das Bett bleibt für das Schlafen da.

Therapeuten

Wo könntet ihr euch denn so einen Grübelort einrichten?

ggf. Getränke

Jetzt haben wir wieder kurz Zeit, eine Pause zu machen.
[Schlaftagebücher einsammeln!]

Sorgen angehen
Die bisher besprochenen Strategien eigenen sich bei allgemeinen Sorgen. Wichtig ist es, zu entscheiden, ob etwas zu tun ist. Denn bei Sorgen, die die Jugendlichen beeinflussen können, ist es sinnvoll, etwas zu unternehmen. Eine Strategie ist es, die Unwettergedanken in sonnige Gedanken umzuwandeln.

Unwettergedanken und sonnige Gedanken

Diese Strategie eignet sich für Probleme, die die Jugendlichen im Moment gar nicht oder zumindest nicht alleine lösen können. Die gute Nachricht ist, dass man Sorgen vielleicht nicht immer lösen, dafür aber immer ein wenig beeinflussen kann: nämlich durch positive Gedanken!

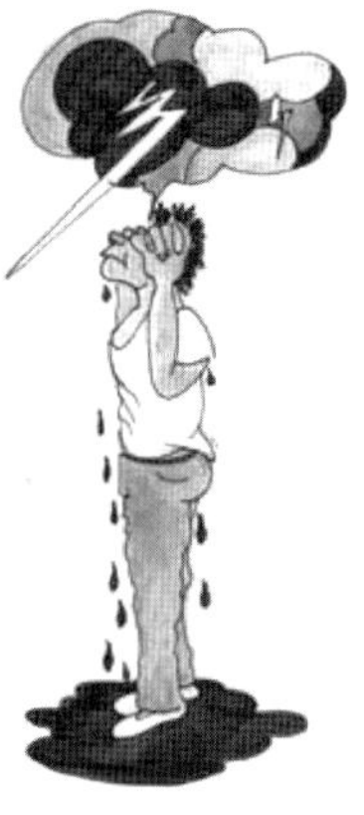

Es gibt »Unwettergedanken«, die dazu führen, dass wir immer trauriger, nervöser, ängstlicher oder ärgerlicher werden und die unsere Sorgen immer größer erscheinen lassen. Durch Unwettergedanken wird das Sorgenkarussell immer schneller angeschoben.

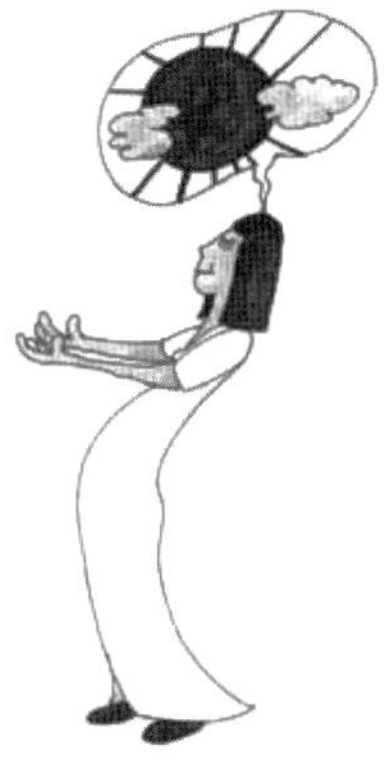

Es gibt aber auch »sonnige Gedanken«, die Lichtstrahlen durch die Unwetterwolken hindurch schicken können. Diese sonnigen Gedanken führen dazu, dass das Karussell langsamer fährt oder dass wir sogar ganz abspringen können. Sonnig sind all die Gedanken, die Sorgen kleiner werden lassen und helfen, besser mit ihnen umzugehen.

Diese sonnigen Gedanken können sich die Jugendlichen bewusst herholen. Der Trick dabei ist, zwar zu sehen, dass es etwas gibt, das einem Sorgen bereitet, sich von diesen Unwettergedanken aber nicht unterkriegen zu lassen. Anstelle dessen können sie versuchen, einen Gedanken zu finden, der wie ein Sonnenstrahl ihre Gewitterwolke durchbricht und ein bisschen Licht in die düstere Atmosphäre bringt.

Therapeuten

Auf dem **Arbeitsblatt 10** findet ihr ein Beispiel, wie man Unwettergedanken in sonnige Gedanken umwandeln kann.

Versucht mal, eine Sorge zu finden, bei der ihr üben möchtet, eure Unwettergedanken in sonnige Gedanken umzuwandeln.

Arbeitsblatt 10: Unwettergedanken in sonnige Gedanken umwandeln

Arbeitsblatt 10
Jugendlichen- und Elternmanual S. 74

Wenn ihr Unwettergedanken in sonnige Gedanken umwandelt, ist es wichtig, dass ihr euch selbst die sonnigen Gedanken glaubt. Glaubt ihr sie nicht – dann ist es auch kein guter Gedanke, der euch hilft. Denn dann sagt ja immer eine innere Stimme: »Das stimmt doch gar nicht.« Und dann kann die Strategie nicht wirken.

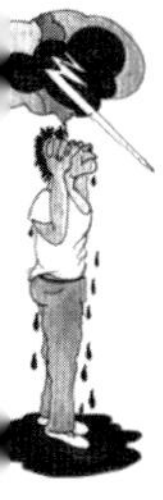

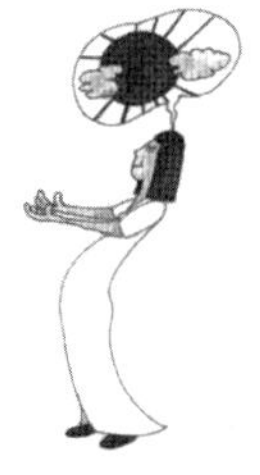

Unwettergedanken ⇨	**Sonnige Gedanken:**
Z. B. jetzt kann ich schon wieder nicht einschlafen und bin dann morgen todmüde!	Unwettergedanke durch einen Sonnenstrahl ersetzen: Aber ich habe ja schon gemerkt, dass ich oft recht fit bin am Tag trotz einer schlechten Nacht. Darum brauche ich mir deswegen keine Sorgen zu machen.
	Unwettergedanke durch einen Sonnenstrahl ersetzen:
	Unwettergedanke durch einen Sonnenstrahl ersetzen:

Gedanken-Mal-Bild

Das Gedanken-Mal-Bild

Visualisieren – um die Gedanken abzulenken

Die Jugendlichen haben vorhin schon gelernt, dass sie ihren Körper und ihre Stimmung durch ihre Gedanken beeinflussen können. Wenn sie also denken: »Ich kann schon wieder nicht schlafen, ich werde morgen total müde sein!«, dann regt sie das wahrscheinlich auf und sie werden noch länger brauchen, bis sie endlich einschlafen. Wenn sie es aber schaffen, positive sonnige Gedanken zu denken, hat das auch einen positiven Einfluss und sie werden viel eher einschlafen können.

Neben den sonnigen Gedanken gibt es noch eine Sache, die besonders gut hilft, schnell wieder einzuschlafen:

Meine Kollegen und ich haben herausgefunden, dass es Menschen, wenn sie nicht einschlafen können, oft hilft, wenn sie sich etwas vorstellen. Wenn euch also doch mal die Sorgen in eurem Bett überfallen, könnt ihr an ein Bild denken und in ihm umherspazieren, es mit immer mehr Details ausschmücken und so euer Sorgenkarussell verlangsamen oder sogar ganz anhalten. Wichtig dabei ist aber, dass eure Gedanken beschäftigt sind. Das Bild, das ihr euch vorstellt, sollte dabei immer genau gleich aufgebaut werden. Man kann sich alles Mögliche vorstellen. Meine Schwester liebt Phantasiefiguren. Diese malte sie sich dann immer im Kopf aus. Das Wichtige ist, dass man immer an derselben Stelle anfängt. Sie hat z. B. immer mit den Schuhen angefangen, dann kamen die Beine und dann der Rumpf und schließlich die Arme und der Kopf. Dann wieder von vorne … Füße … Auf diese Weise ist euer Gehirn beschäftigt und schlägt sich nicht mit den Sorgen herum.

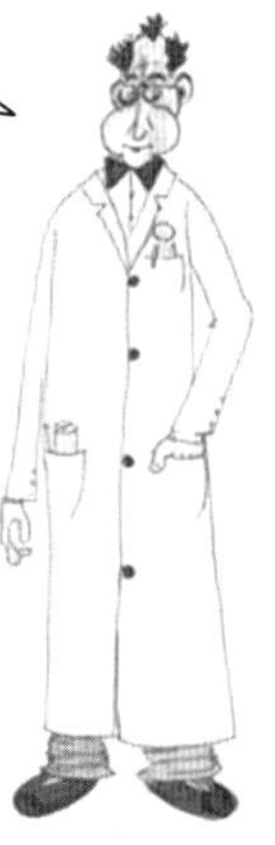

Therapeuten

Euer Gedanken-Mal-Bild sollte:

- Eine Figur oder Situation darstellen, in der Ihr euch ganz entspannt, glücklich und wohl fühlen könnt.
- Es kann sich bei eurem Bild um eine Fantasiefigur oder eine schöne Erinnerung handeln. Seid dabei so kreativ wie ihr möchtet.
- Das Bild sollte nur für euch da sein, also sollten auch keine anderen Personen darin vorkommen, weil ihr euch eventuell irgendwann mit Ihnen im wirklichen Leben streitet. → dann hätte das Lieblingsbild keine beruhigende Wirkung, sondern würde einen eher noch mehr aufregen.
- Wenn ihr euch euer Lieblingsbild vorstellt, ist es wichtig, dass ihr euch eine ganz ruhige Umgebung ausdenkt, in der Ihr richtig schön entspannen könnt.

Am Anfang kann es sein, dass es den Jugendlichen schwer fällt, so ein Bild zu erfinden. Das ist ganz normal, am besten sie üben einfach weiter. Mit der Zeit werden sie lernen, sich immer besser in ihr Lieblingsbild zu träumen. Es geht vor allem darum, dass sie sich schöne Gedanken machen und sich wohl fühlen.

Wenn die Jugendlichen merken, dass ihre Gedanken woanders hinwandern, dann kann es ihnen helfen, wenn sie laut oder in Gedanken sagen: »**Stopp!**« Dadurch können sie verhindern, dass sie ins Grübeln kommen. Sie sollen sich nicht darüber ärgern, wenn sie mit den Gedanken abschweifen. Einfach »Stopp!« sagen und die Gedanken wieder auf das Bild richten. Dadurch behalten sie die Kontrolle.

Sie können sich auch verschiedene schöne Bilder ausdenken. Wenn die Jugendlichen am Tag anfangen, sich ihr Bild vorzustellen, dann wird es ihnen in der Nacht, wenn sie es brauchen, leichter fallen, sich in ihr Lieblingsbild zu träumen.

Übrigens – die Stopp-Technik funktioniert auch mit dem privaten Kopfkino.

5.2 Sleep Lab für Alpträume

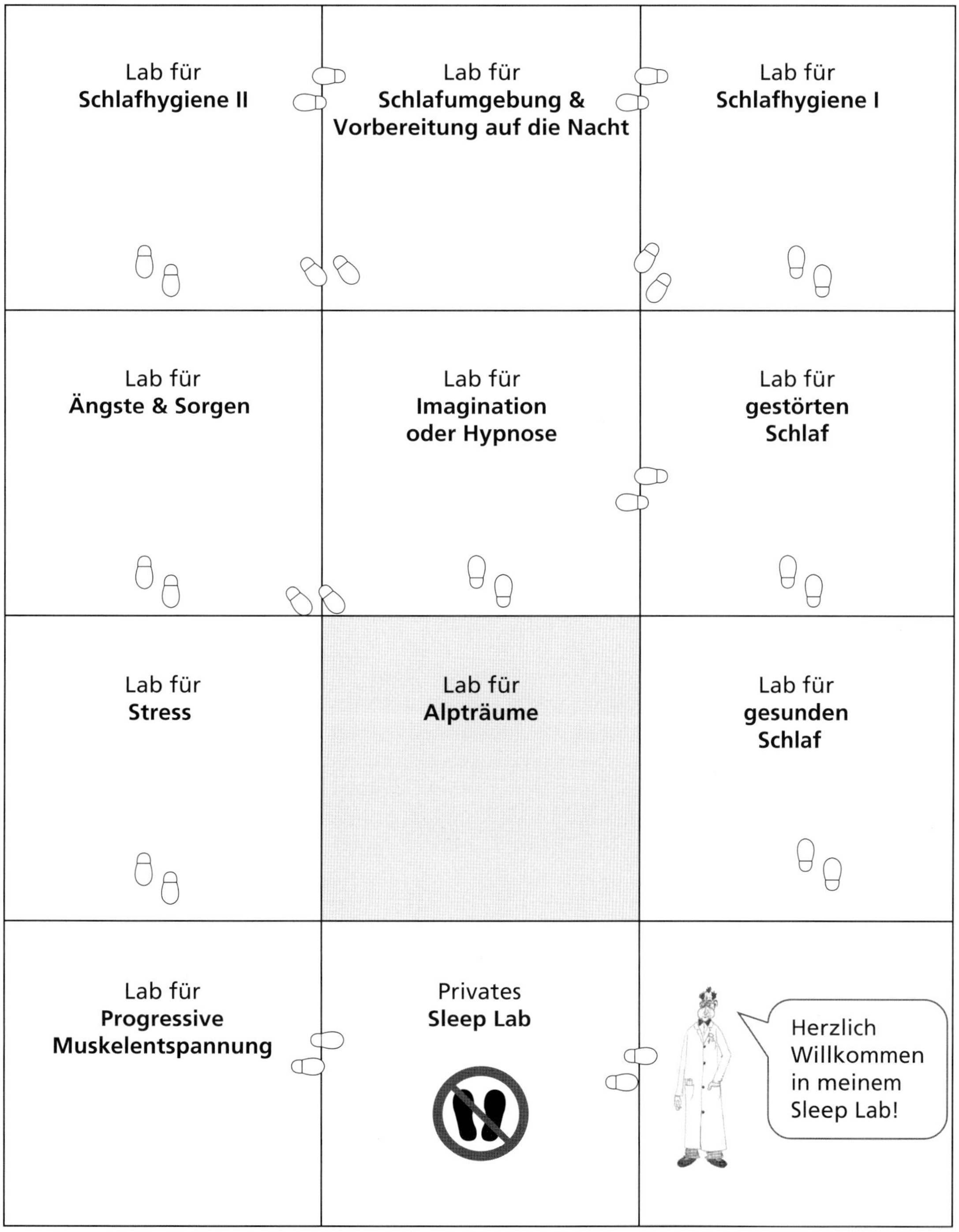

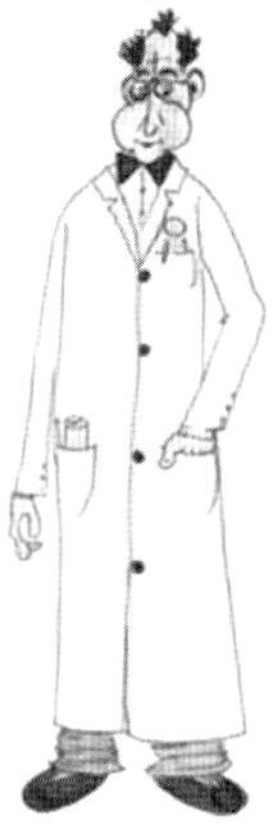

Es gab auch eine Zeit, in der meine Schwester regelmäßig Alpträume hatte. Sie träumte jede Nacht, dass eine dunkle Gestalt sie verfolgt, so dass ihr das Einschlafen wirklich schwer fiel. Anfangs fiel es ihr sogar schwer, mir von ihrem Traum zu erzählen, aber als sie sich überwunden hat, ist ihr bewusst geworden, dass sie keine Angst gehabt hätte, wenn ich im Traum bei ihr gewesen wäre. Deshalb empfehle ich euch, euren Alptraum zu malen oder aufzuschreiben, so dass ihr danach die Möglichkeit habt, eure Geschichte zu verändern, indem euch z. B. jemand zur Hilfe eilt. Dabei ist es euch überlassen, wer kommen soll und wie viele Helfer ihr braucht, um euch wohl zu fühlen. Außerdem könnt ihr auch euer Krafttier dazu ziehen oder euch ein Alternativbild vorstellen.

Therapeuten

Könnt ihr euch vorstellen, euch so ein Bild auszudenken? Habt ihr noch Fragen hierzu?

CDs austeilen und Hausaufgaben besprechen

5.3 Sleep Lab für Imagination oder Hypnose

5.3.1 Imagiantionsübung: Kugelübung

Imaginationsübung vorlesen

Therapeuten

Und nun möchte ich mit dir eine kleine Hypnose-Übung machen. Ich möchte dich bitten, Dich dazu bequem hinzusetzen und alles für dich so einzurichten, dass du dich wohlfühlst. Überprüfe einfach noch einmal alles, so dass es dir gut geht. Und du kannst jederzeit alles verändern, so dass du dich wohlfühlst. Und du kannst nun damit beginnen, deinen Blick auf einen Punkt zu richten ... und ich weiß nicht, was du auswählst ... du kannst den Blick auf alles richten ... es kann ein Gegenstand sein ... es kann ein Fleck an der Wand ... oder aber auf dem Boden sein ... alles ist in Ordnung. Und ich weiß nicht, ob du nun schon einen Fleck gefunden hast ... du kannst deinen Blick genau auf diesen Fleck richten und dabei versuchen, nicht zu blinzeln ... einfach auf diesen Punkt schauen und dabei nicht blinzeln. Und während du dies tust, kannst du damit beginnen, ganz bewusst auszuatmen ... einfach ganz bewusst ausatmen und damit die Anspannung mit ausatmen ... ganz bewusst die Anspannung mit ausatmen ... Anspannung ausatmen ... und du kannst nun den Blick weitstellen ... so als wolltest du durch diesen Punkt hindurchschauen ... den Blick einfach weitstellen und durch den Punkt hindurchschauen und mit jedem Atemzug in Trance gehen ... ganz von allein ... so wie es für dich richtig ist ... mit jedem Atemzug in Trance gehen ... und du kannst dir nun eine Treppe vorstellen ... während ich von 1 bis 10 zählen werde ... eine Treppe vorstellen. Und ich weiß nicht, wie groß deine Treppe ist ... wie breit sie ist ... und welche Farbe sie hat ... und du kannst die Augen schließen ... früher oder später ... so wie es für dich gut ist ... während ich nun von 1 bis 10 zählen werde.

Eins ... den Anfang hast du längst gemacht ... und ich weiß nicht, ob du bereits die Augen geschlossen hast ... oder noch einmal schauen willst, um dir sicher zu sein, dass alles in Ordnung ist ... einfach in Trance gehen ... früher oder später.

Weiter nach ... zwei ... zwei Seiten hat jede Tür ... Stufe für Stufe weitergehen ... so wie es für dich gut ist ... weiter nach

Drei ... drei Blätter hat ein Kleeblatt ... drei Blätter an einem Ast ... drei Weise ... Schritt für Schritt weitergehen nach

Vier ... vier Himmelsrichtungen ... vier Seiten an einem Tisch ... weiter in Trance gehen ... in deinem eigenen Tempo ... nach

Fünf ... und du kannst heimlich schon weiter sein, während ich langsam weiterzähle ... und vor- und zurückgehen ... in deinem Tempo ... nach

Sechs ... wie eine umgedrehte neun ... eine Zahl, mit der man spielen kann ... einfach so ... Stufe um Stufe weitergehen nach ...

Sieben ... sieben mal sieben gibt weißen Sand ... und ich weiß nicht, ob du den Sand magst ... die wärme im Sommer ... weitergehen nach

Acht ... und ein Teil kann acht-sam sein und acht-geben, dass es dir gut geht ... während der Rest weiter und weiter in Trance gehen kann ... nach

Neun ... in deinem eigenen Tempo in Trance gehen ... so wie es für dich gut ist ... um schließlich bei

Zehn in einem Zustand angekommen zu sein ... der genau richtig ist für dich ... genau richtig ...und du kannst dir sicher sein, dass dein Körper das ganz von alleine weiß ... einfach so ... ganz von allein.

Und ich möchte dich nun einladen, dir vorzustellen, du würdest mit jedem Atemzug, den du machst, nun eine Kugel aufblasen ... ganz von allein ... einfach atmen und mit jedem Atemzug kannst du dir vorstellen, dass sich aus deinem Atem eine Kugel um dich herum aufbläst ... und ich weiß nicht, ob diese Kugel als erstes am Kopf entsteht ... oder aber um deinen Körper ... aber du kannst ganz von allein wissen, dass du in dieser Kugel ganz sicher bist ... sicher und ruhig ... völlig geschützt ... und dass du dich darin ganz wohlfühlen kannst. Und ich weiß nicht, ob diese Kugel größer und größer wird ... bis sie vielleicht deinen ganzen Körper einhüllt ... aber dein Unbewusstes wird wissen, was für dich richtig ist ... ganz von allein ... und ich weiß nicht, ob deine Kugel eine Farbe hat oder ob sie durchsichtig ist ... vielleicht ist sie auch wie getöntes Glas ... ein wenig von beidem ... und was sie von außen durchlässt ... alles Positive durchlassen kann ... wenn du dies möchtest ... und alles andere, alles Belastende einfach abprallen lässt ... so dass es dir einfach immer gut geht ... jederzeit ... und ich weiß nicht, wie es sich anfühlt, in dieser Kugel zu sitzen und ganz sicher und ruhig zu sein ... und ich weiß nicht, wo du es am meisten spürst ... diese Ruhe und Sicherheit ... in deinem Kopf oder in deinem Bauch ... oder vielleicht ganz wo anders ... und vielleicht kannst du noch einmal den Unterschied feststellen ... wenn alles Belastende einfach abprallt ... an deiner Kugel ... alles einfach abprallt ... und du dich ganz sicher und ruhig fühlen kannst, während alles Belastende vielleicht so wie Pfeile einfach abprallt ... während du sicher bist ... einfach so ... Und ich möchte dich nun bitten, dieses Gefühl noch einmal ganz intensiv wahrzunehmen ... ganz intensiv ... um dann langsam wieder hierher zurückzukommen ... in deinem Tempo ... während ich nun von 10 rückwärts auf 1 zählen werde ...

Zehn in deinem Tempo zurückkehren
Neun auf deine eigene Weise
Acht während ich von 10 rückwärts auf eins zähle
Sieben
Sechs
Fünf
Vier
Drei und tief durchatmen
Zwei und langsam Arme und Beine zu bewegen
bei Eins
und am Schluss die Augen zu öffnen ... und wieder hier anzukommen ...

Sitzung 5

Arbeitsblatt 11

Arbeitsblatt 11
Jugendlichen- und Elternmanual S. 78

Die beiden wichtigsten Schlafregeln haben wir bereits für dich eingetragen. Die anderen kannst du frei wählen. du kannst bei denen aus der letzten Woche bleiben oder dir neue aussuchen.

Notiere dir, welche Schlafhygieneregeln du dir zusätzlich vornimmst. Wenn du dich an einem Tag an deinen Vorsatz gehalten hast, kreuz »ja« an. Wenn du dich nicht an deinen Vorsatz gehalten hast, kreuze »nein« an.

	Wochentag						
Was nehme ich mir vor?	**Mo**	**Di**	**Mi**	**Do**	**Fr**	**Sa**	**So**
Goldene Regel	ja nein	ja nein	ja nein	ja nein	ja nein	ja nein	ja nein
Schlafrhythmus	ja nein	ja nein	ja nein	ja nein	ja nein	ja nein	ja nein
	ja nein	ja nein	ja nein	ja nein	ja nein	ja nein	ja nein
	ja nein	ja nein	ja nein	ja nein	ja nein	ja nein	ja nein
	ja nein	ja nein	ja nein	ja nein	ja nein	ja nein	ja nein
	ja nein	ja nein	ja nein	ja nein	ja nein	ja nein	ja nein

Experimentalplan Feldexperiment

Jugendlichen- und Elternmanual S. 79

Experimentalplan zeigen

Feldexperiment		Punkte	√
Imagination »Kugel«	• Üb die Imagination.	Pro Übungstag darfst du dir 1 Forscherpunkt einkleben	
Schlafhygiene-regeln	• Schreib dir auf dem Arbeitsblatt 11 auf S. 78 die Regeln auf, die du auch in der nächsten Woche wieder einhalten möchtest. • Notier dir außerdem, welche Regeln du zusätzlich hierzu einhalten willst. • Trag jeden Tag ein, ob du die Regeln eingehalten hast, oder ob es nicht so geklappt hat.	Umsetzung versucht: 1 Forscherpunkt *Oder* Umsetzung geschafft: 2 Forscherpunkte Mögliche Sonderpunkte: 1 Schweinehund-Punkt	
Privates Kopf-kino	• Mal oder beschreib dein Lieblingsbild bzw. privates Kopfkino im Arbeitsblatt 9.	Kopfkino ausgedacht und geübt: 1 Forscherpunkt	
Grübelzeit, Grübelort, Sorgenkiste → Ihr solltet mind. eine dieser Strategien ausprobieren	• Überleg dir, wann du deine Grübelzeit machen möchtest. • Falls du noch keinen Grübelort gefunden hast, solltest du dir einen aussuchen. • Besorg dir eine Sorgenkiste bzw. überleg dir eine Alternative zur Sorgenkiste.	Mind. eine Strategie geübt: 1 Forscherpunkt	
Sonnige Gedanken	• Versuch bei mind. einer Situation deine Unwettergedanken in sonnige Gedanken umzuwandeln. • Schreib alles auf das Arbeitsblatt 10.	Umwandlung durchgeführt und aufgeschrieben: 1 Forscherpunkt	
edanken-Mal-Bild	• Mal in deinen Gedanken ein Bild, beginn immer an der gleichen Stelle. • Vergiss dabei nicht, am Tag zu üben, damit du es in der Nacht dann richtig gut einsetzen kannst!	Lieblingsbild ausgedacht und geübt: 1 Forscherpunkt	
Schlaftagebuch	• Ausfüllen und beim nächsten Treffen mitbringen		

Sitzung 6: Jugendsitzung 5

Material

Material – jede Sitzung:	Wo:	Ok? ☑
Flipchart		
Stifte/Tesa/Schere		
Getränke/Becher/Servietten		
Laborregeln zum Aufhängen	Datei: Ordner »Material«	
Bitte nicht stören – Sleep Lab Schild	Datei: Ordner »Material«	
Namensschilder von letzter Sitzung		
Plakat mit Namen der Teilnehmer für die Einstein- und Schweinehunde-Runden von letzter Sitzung		
Schweinehund-/Einstein-Karte	Datei: Ordner »Material«	
Schlafhygiene-Karten vorbereiten (ab Sitzung 3)	Datei: Ordner »Material«	
Steine, z. B. Glassteine (ab Sitzung 3 für Abstimmung wer Schweinehund- oder Einstein-Karte bekommt)		
Stempel (drei verschiedene Stempel, einen für die Forscherpunkte, einen für die Schweinehund-Karte und einen für die Einstein-Karte)		
Material – 5. Jugendsitzung		**Ok? ☑**
Urkunden	Datei: Ordner »Material→ Sitzung 5«	
»Wer wird Schlafonär?«	Datei: Ordner »Material→ Sitzung 5«	

Sitzung 6

Themenübersicht

Therapeuten

- Begrüßung
- Besprechen der Feldexperimente
- Umgang mit Stress, Stress-O-Meter
- Lösungstreppe
- PME (Progressive Muskelentspannung)
- Privates Schlaflabor und Belohnungssystem
- Spiel: Wer wird Schlafonär?
- Verleihung der Urkunden

Begrüßung

Therapeuten

Herzlich Willkommen zu unserer letzten Sitzung im Sleep Lab! Mittlerweile haben wir uns ja schon ganz gut kennengelernt. Deshalb haben wir uns als Einstieg überlegt, dass sich jeder drei Eigenschaften überlegt. Zwei Eigenschaften sollten dabei euch selbst beschreiben und eine Eigenschaft sollte nicht auf euch zutreffen. Die anderen aus der Gruppe sollen dann jeweils raten, welche Eigenschaft nicht zu euch gehört.

Feldexperimente

Therapeuten

Wie immer wollen wir auch heute wieder eure Feldexperimente besprechen. Natürlich gibt es auch wieder die Schweinehund-Karte.

Feldexperiment Imaginationsübung

Da ihr ja jetzt schon richtige Experten im Bereich Schlaf seid, bin ich auf eure Ergebnisse gespannt. Mittlerweile habt ihr schon einige Wochen die Hypnose geübt. Welche Erfahrungen habt ihr gemacht?

- Welche Erfahrungen haben sie damit gemacht?
- Hat sich etwas über die Zeit hinweg verändert?
- Womit haben sie noch Probleme?
- Haben sie eine Idee, wie sie damit besser umgehen könnten?
- Haben sie daran gedacht, ihre Forscherpunkte einzukleben?

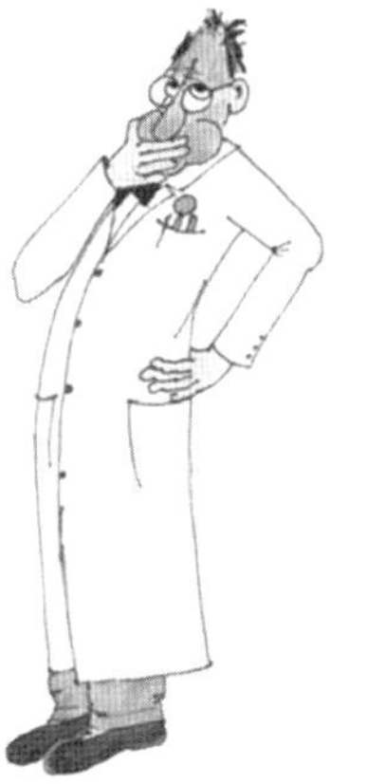

Feldexperiment Schlafhygieneregeln I und II

- Welche der Schlafhygieneregeln führen sie mittlerweile durch?
- Bei welchen fällt es ihnen inzwischen gar nicht mehr schwer sich daran zu halten, welche bereiten ihnen noch Probleme?
- Gibt es in der Gruppe Ideen, wie man mit den Problemen besser umgehen könnte?
- Gibt es noch die ein oder andere Schlafhygieneregel, die die Jugendlichen noch übernehmen wollen?

Forscherpunkt-Stempel

Therapeuten

Darauf achten, dass besonders die Muss-Regeln eingehalten werden. Hinterfragen, warum bestimmte Regeln nicht ausgewählt werden.

Muss-Regeln	Kann-Regeln
• Bett = nur zum Schlafen da • Anregung (TV, PC, Lernen) • Aufstehzeit • Zubettgehzeit • Uhr am Bett • Mittagsschlaf	• Aufstehen nach 15 Min. Nicht-schlafen-Können • Sonne am Morgen • Angenehme Schlafumgebung • Sport • Abendessen • Koffein • Alkohol/Rauchen/Drogen/Medikamente

Forscherpunkt-Stempel

Forscherpunkte mit Stempel vergeben:

- Versucht (bis viermal pro Woche): 1 Forscherpunkt
- *Oder* Geschafft (ab fünfmal pro Woche): 2 Forscherpunkte
- Schweinehund-Karte

Feldexperiment Privates Kopfkino

Therapeuten

- Wer möchte als erstes sein Privates Kopfkino vorstellen, in das er sich hineinträumen kann?
- Was passiert darin?
- Wie geht es dir dabei, fällt es dir leicht, in deinen Mini-Kinofilm einzutauchen?
- Hast du es am Abend/in der Nacht ausprobiert? Wie war das?

Forscherpunkt-Stempel

Forscherpunkte mit Stempel vergeben:

- Mini-Kinofilm ausgedacht und geübt: 1 Forscherpunkt

Feldexperiment Grübelzeit, Grübelort und Sorgenbox

Therapeuten

- Welche der drei Strategien habt ihr ausprobiert?
- Wie hat es geklappt?
- Wie habt ihr sie umgesetzt?
- Welche Schwierigkeiten sind aufgetreten? Habt ihr eine Idee, wie man diese Schwierigkeiten angehen kann?

Forscherpunkt-Stempel

Forscherpunkte mit Stempel vergeben:

- Mind. 1 probiert: 1 Forscherpunkt
- Mind. 1 eingehalten: weiterer Forscherpunkt

Feldexperiment Sonnige Gedanken

Therapeuten

Arbeitsblatt 10, S. 74

Holt mal euer **Arbeitsblatt 10** (S. 74) raus. Ihr solltet euch ja eine Situation überlegen, in der ihr eure Unwettergedanken in sonnige Gedanken umwandeln konntet. Falls ihr mehrere Gedanken umgewandelt habt, sucht euch den Gedanken raus, den ihr gerne in der Gruppe besprechen wollt. Das kann auch ruhig ein Gedanke sein, bei dem es euch sehr schwer gefallen ist, eine neutrale Formulierung und einen sonnigen Gedanken zu finden. Vielleicht können wir als Gruppe euch dabei helfen?

- War es schwierig überhaupt zu merken, wann du einen Unwettergedanken hattest?
- Was war dein Unwettergedanke?
- Wie hast du ihn umformuliert, so dass er neutral war?
- Welchen sonnigen Gedanken hast du gefunden?
- Wie hat es sich angefühlt, einen Unwettergedanken beiseite zu legen und in etwas sonniges umzuwandeln?
- Hat es dir etwas gebracht? Was war schwierig?

Forscherpunkt-Stempel

Forscherpunkte mit Stempel vergeben:

- Umwandlung durchgeführt und aufgeschrieben: 1 Forscherpunkt

Feldexperiment Lieblingsbild

Therapeuten

- Wer möchte als Erstes sein Bild vorstellen, in das er sich hineinträumen kann?
- Wie sieht es aus?
- Benutzt du immer das gleiche Bild? Hast du mehrere?
- Wie geht es dir dabei, fällt es dir leicht in dein Bild einzutauchen?
- Fiel es dir schwer, deine Gedanken auf das Bild zu konzentrieren, was hast du getan, wenn sie abgeschweift sind?
- Hast du am Tag geübt?
- Hast du es am Abend/in der Nacht ausprobiert? Wie war das?

Forscherpunkt-Stempel

Forscherpunkte mit Stempel vergeben:

- Lieblingsbild ausgedacht und geübt: 1 Forscherpunkt

Sitzung 6 – Inhaltlicher Einstieg

6.1 Sleep Lab für Stress

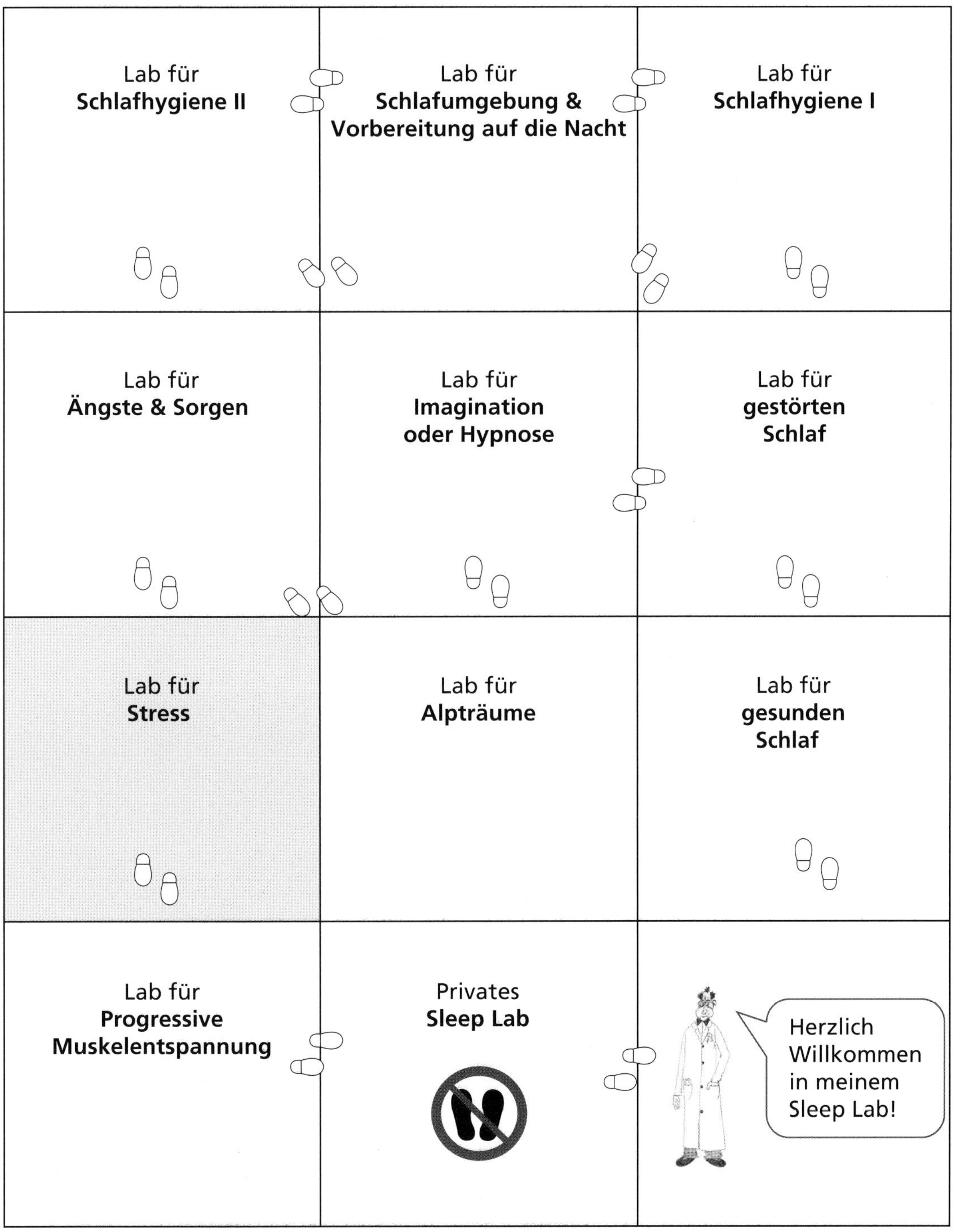

Therapeuten

Ziel:
Stress ist ein wichtiger Faktor, der sehr häufig zu Schlafstörungen bei Jugendlichen führt.

Vorgehen:

Im Folgenden werden zunächst die Folgen und Auswirkungen von Stress besprochen, bevor den Jugendlichen verschiedene Stressbewältigungsstrategien vorgestellt werden.

Arbeitsblatt 12: Was ist Stress?

Arbeitsblatt 12 Jugendlichen- und Elternmanual S. 83

Therapeuten

Woran merkt ihr, dass ihr Stress habt?

Stress

Stress zeigt sich in den Gedanken, Gefühlen, im Verhalten und in den Körperreaktionen. Die Jugendlichen sollen in die Wolken reinschreiben, was bei ihnen passiert, wenn sie Stress haben.

Therapeuten

Schreibt in die Wolken, was bei euch passiert, wenn ihr Stress habt.

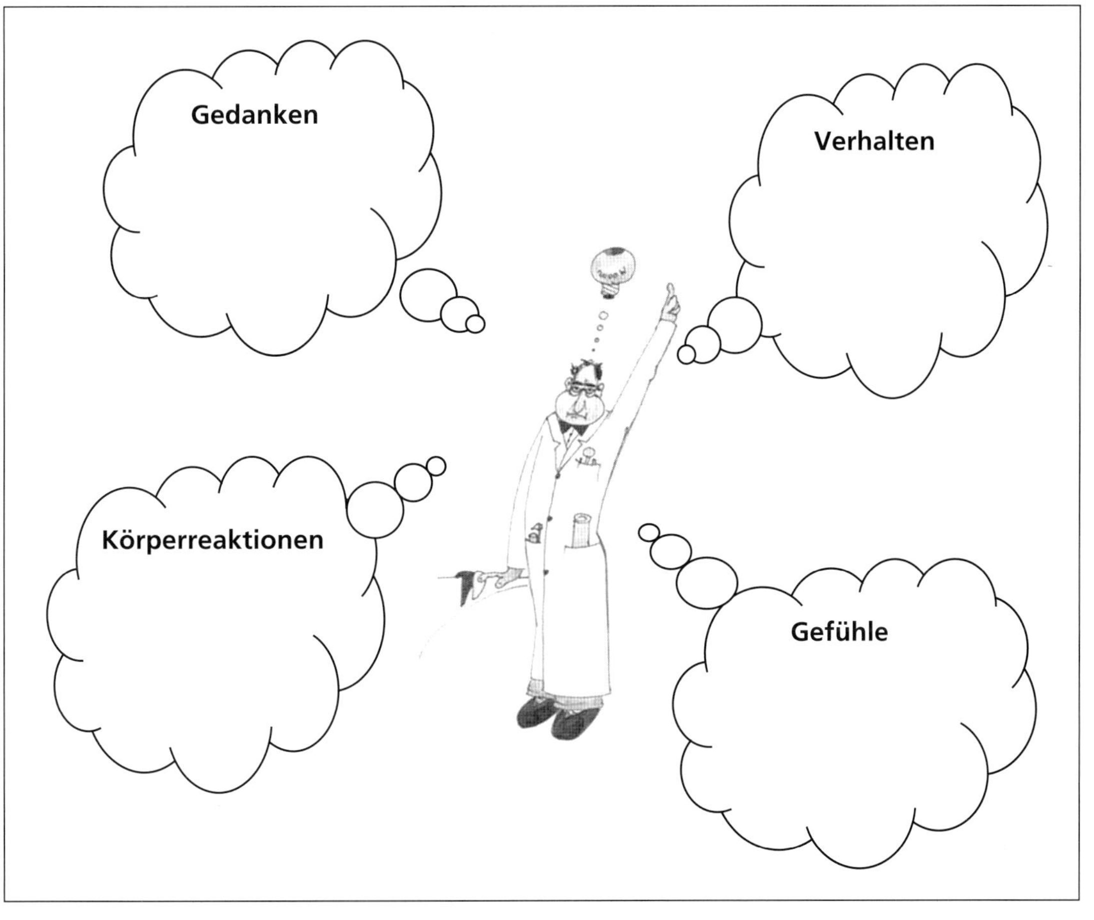

Sitzung 6

6.1.1 Wozu ist Stress gut?

Jugendliche

Wusstet ihr schon, dass …
… vor vielen Jahren Stress für die Menschen überlebenswichtig war? Stress sorgt dafür, dass alle Energiereserven im Körper eines Menschen zum Einsatz kommen. Der Mensch wird dadurch wacher, kann sich besser konzentrieren und schneller reagieren. Außerdem hat man dann für eine bestimmte Zeit mehr Kraft und mehr Ausdauer. Wurden die Menschen früher z. B. von einem wilden Tier bedroht, half ihnen der Stress, im Kampf stärker zu sein oder schneller flüchten zu können. Das ist so, als würde man ein Stück Traubenzucker essen, um für eine bestimmte Zeit mehr leisten zu können.

Heutzutage ist man nicht so häufig in Lebensgefahr wie damals, aber der Stress hat immer noch eine wichtige Aufgabe.

Therapeuten

Wenn ihr z. B. morgens auf eurem Schulweg merkt, dass ihr wahrscheinlich zu spät zu eurer Klassenarbeit kommt, kann Stress entstehen. Eure Energievorräte kommen dann zum Einsatz, wodurch ihr schneller laufen oder besser überlegen könnt, ob es vielleicht eine Abkürzung gibt.

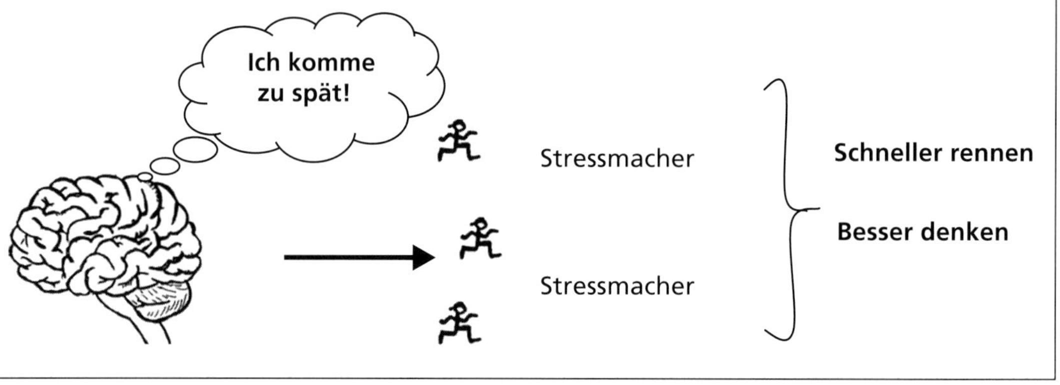

Es gibt übrigens auch Stress, den man als angenehm empfindet, den sogenannten **Eu-Stress** (z. B. wenn man sich so sehr auf den Urlaub freut, dass man ganz aufgeregt ist).
Achtung: Auch Eu-Stress kann den Schlaf stören.

Stress und Schlaf

6.1.2 Wann kann Stress Schlafprobleme verursachen?

Stress hat also viele Vorteile und ist in bestimmten Situationen sogar überlebenswichtig. Manchmal kann Stress aber auch sehr unangenehm werden, z. B. wenn man zu **viele Aufgaben oder Termine** erledigen muss oder wenn die Aufgaben so schwer sind, dass man sie nicht lösen kann. Dann müssen Geist und Körper ständig arbeiten und es wird mit der Zeit ziemlich schwer, sich zu entspannen.

Wenn die Jugendlichen an einem Tag z. B. lange Schule haben, noch zum Fußballtraining oder in den Musikunterricht müssen und auch noch Hausaufgaben zu erledigen sind, müssen ihr Geist und ihr Körper ziemlich viel leisten. Am Abend sind Kopf und Körper dann wahrscheinlich so gestresst, dass sie sich kaum entspannen können. Da Entspannung eine wichtige Voraussetzung für Schlaf ist, bekommen sie wahrscheinlich Probleme mit dem Einschlafen.

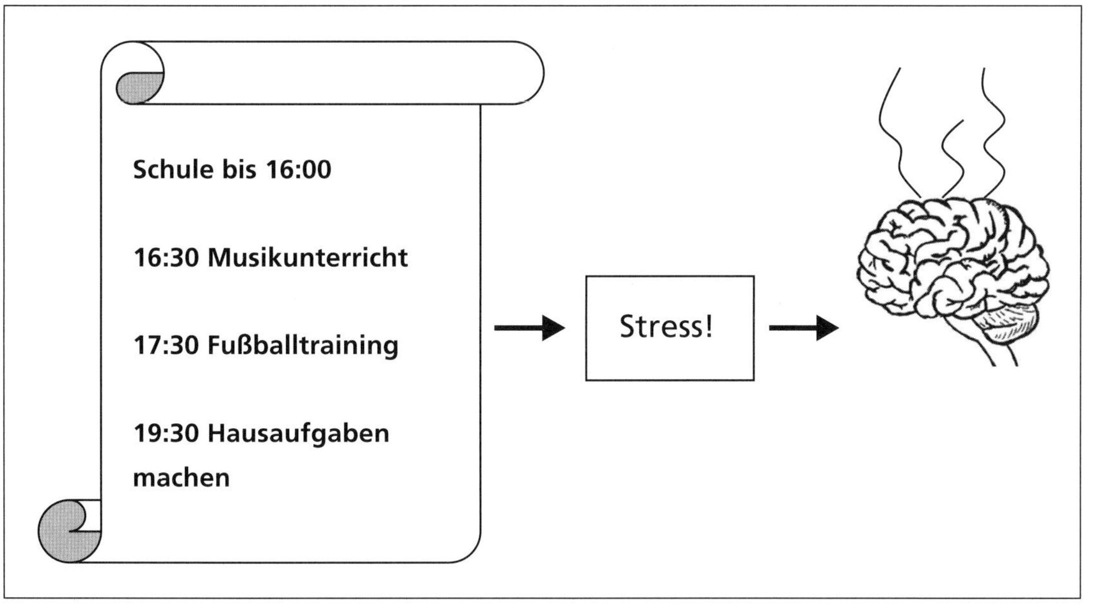

Grafik zeigen

Wenn die Jugendlichen Streit mit ihrem Freund oder ihrer Freundin haben, kann das auch stressig sein. Abends geht ihnen der Streit vielleicht noch durch den Kopf und sie haben ein schlechtes Gefühl. Das kann dann auch das Einschlafen erschweren.

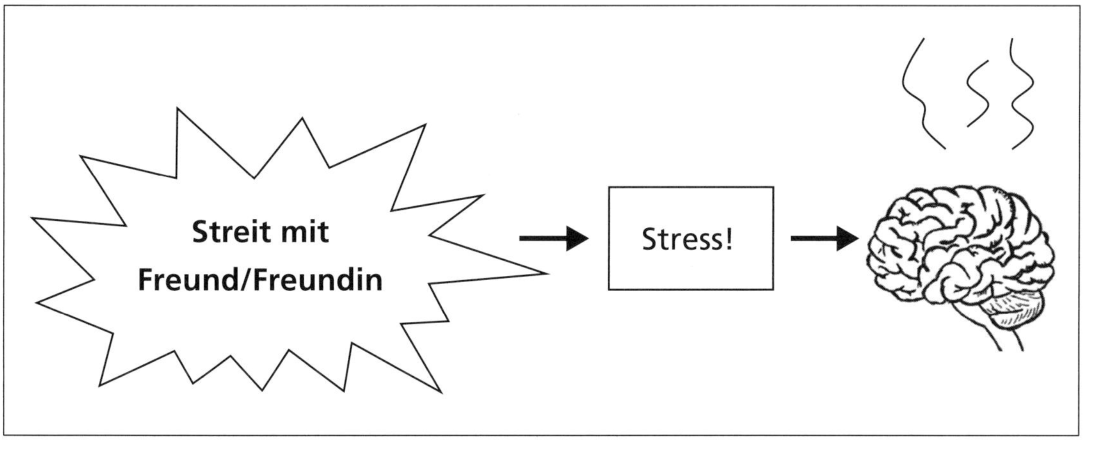

Grafik zeigen

Sitzung 6

Arbeitsblatt 13: Was ist für dich stressig?

Arbeitsblatt 13
Jugendlichen- und Elternmanual S. 86

Therapeuten

Schreibt im Stressbarometer Situationen auf, die für euch stressig sind. 100 ist die Situation, in der ihr am meisten Stress habt, 50 die, in der ihr mittelmäßigen Stress habt und 0 bedeutet, dass ihr in der Situation gar keinen Stress habt.

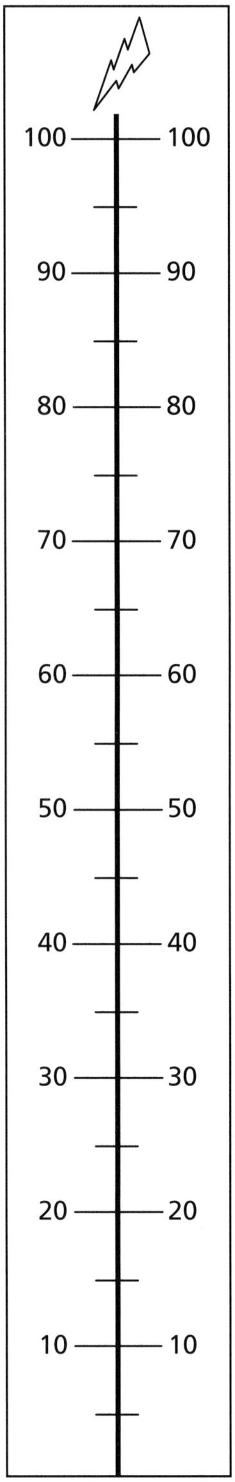

Stress-O-Meter

Therapeuten

Jetzt haben wir uns eine Pause verdient!

ggf. Getränke

6.1.3 Die Lösungstreppe

Therapeuten

Vorgehen:
Die Lösungstreppe soll anhand des nachfolgenden Beispiels durchgegangen und mit den Jugendlichen gemeinsam erarbeitet werden (z. B. »Was wären denn mögliche Lösungen für Emmas Problem? Was denkt ihr? Was würdet ihr tun?«).

Für die Hausaufgabe auf diese Anleitung verweisen.

Lösungstreppe zeigen

1. **Stufe: Was genau ist mein Problem?**
   - Was muss sich ändern, damit es mir besser geht?
   - Wenn es mehrere Probleme gibt, suche ich mir eines aus, von dem ich denke: »Es ist zwar nicht ganz leicht zu lösen, aber ich glaube, ich kann es schaffen.«
   - Wenn das Problem aus vielen kleinen Problemen besteht, fange ich mit einem dieser kleinen Probleme an.
2. **Stufe: Brainstorming – welche Lösungsmöglichkeiten fallen mir ein?**
   - Schreib alle Lösungsmöglichkeiten auf, die dir einfallen.
   - Schreib mindestens zwei Lösungsideen auf, die dir total verrückt erscheinen.
   - Wenn du möchtest, frag nach, welche Lösungsideen deine Freunde oder Eltern haben. Du kannst auch überlegen, was du einem guten Freund raten würdest, wenn er mit diesem Problem zu dir käme.
3. **Stufe: Welches sind die Top 3 meiner Lösungsmöglichkeiten?**
   - Schau dir jede Lösungsidee an und überleg, welche Vor- und Nachteile sie jeweils haben. Denk auch darüber nach, wie gut die Idee umzusetzen ist.
   - Schreib alle Lösungsideen in eine Reihe, die beste nach oben, die schlechteste nach unten. Markier die drei besten Lösungsmöglichkeiten.
   - Wähle aus den drei besten Lösungsmöglichkeiten diejenige aus, die du als Erstes ausprobieren möchtest.
4. **Stufe: Was muss ich genau tun, um meine Lösungsidee umzusetzen und an mein Ziel zu kommen?**
   - Schreib auf/überleg dir, was du genau tun musst, um deine Lösungsidee in die Tat umzusetzen.
   - Üb das, was du vorhast, vorher mit einem Freund/einer Freundin oder jemandem aus deiner Familie.
   - Überleg dir, welche Hindernisse sich dir in den Weg stellen könnten und was du dann tun möchtest.
   - Jetzt kann es losgehen!
5. **Stufe: Bilanz – wie hat es geklappt?**
   - Zieh eine Bilanz:
     a. Was hat gut geklappt, was weniger gut?
     b. Wie nahe bin ich meinem Ziel gekommen?
     c. Bin ich mit dem Ergebnis zufrieden?

Falls du mit dem Ergebnis nicht zufrieden bist, kannst du die gleiche Lösungsmöglichkeit noch mal oder eine andere deiner Top 3 Lösungsideen ausprobieren. Vielleicht ist dir bei deiner Bilanz etwas aufgefallen, was du beim nächsten Versuch anders machen möchtest.

Beispiel zur Lösungstreppe

Therapeuten

Vorgehen:
Emmas Problem darstellen und mit den Jugendlichen gemeinsam die Stufen 2–5 erarbeiten.

In der folgenden Tabelle finden die Jugendlichen die Problemlösetreppe von Emma. Sie hat folgendes Problem:

1. Stufe	**Was genau ist mein Problem?** Meine Freundin ist sauer auf mich und ich würde mich gerne wieder mit ihr vertragen.
2. Stufe	**Brainstorming – welche Lösungsmöglichkeiten fallen mir ein?** Ich rufe sie an und entschuldige mich. Ich schreibe eine SMS und frage, ob wir uns wieder vertragen. Ich warte ab, wie sie sich am nächsten Tag in der Schule verhält. Am nächsten Tag in der Schule lächle ich sie freundlich an und tue so, als sei nichts gewesen. Meine Schwester schlägt vor, dass ich ihr ein kleines Geschenk vor die Tür lege.
3. Stufe	Welches sind die Top 3 meiner Lösungsmöglichkeiten? 1. Ich rufe sie an und entschuldige mich. 2. Ich schreibe eine SMS und frage, ob wir uns wieder vertragen. 3. Ich lege ihr ein kleines Geschenk vor die Tür. »Ich rufe sie an und entschuldige mich.«, ist deshalb Nr. 1 geworden, weil ich das gleich machen kann und dann auch direkt herausfinde, ob meine Freundin mir verzeiht.
4. Stufe	**Was genau muss ich tun, um meine Lösungsidee umzusetzen und mein Ziel zu erreichen?** Ich muss Emmas Nummer raussuchen und mir vorher überlegen, was ich sage. Dann setze ich mir noch eine Frist: Bis spätestens 17.00 Uhr will ich es erledigt haben. Dann schiebe ich es nicht so lange vor mir her und nehme das Problem nicht mit ins Bett.
5. Stufe	**Bilanz – wie hat es geklappt?** Zuerst habe ich mir ein wenig Zeit gelassen, weil es mir sehr unangenehm war, dort anzurufen. Um 16.30 Uhr habe ich mich dann doch aufgerafft und so in etwa das gesagt, was ich mir vorgenommen habe. Meine Freundin war am Anfang ziemlich sauer, hat dann aber meine Entschuldigung akzeptiert. Mein Plan hat also gut geklappt, meine Freundin hat mir verziehen. Ich nehme mir aber trotzdem vor, ihr noch ein kleines Geschenk mitzubringen, weil sie schon noch ein bisschen sauer ist.

Das Feldexperiment

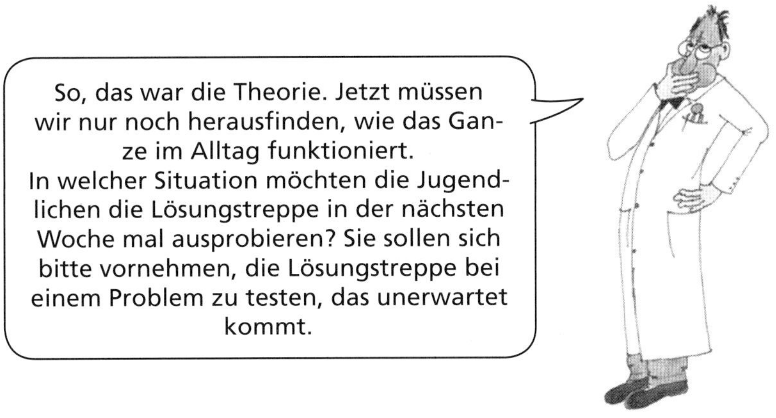

Arbeitsblatt 14: Lösungstreppe

Arbeitsblatt 14
Jugendlichen- und Elternmanual S. 89

1. Stufe

2. Stufe

3. Stufe

4. Stufe

5. Stufe

6.2 Sleep Lab für Progressive Muskelentspannung

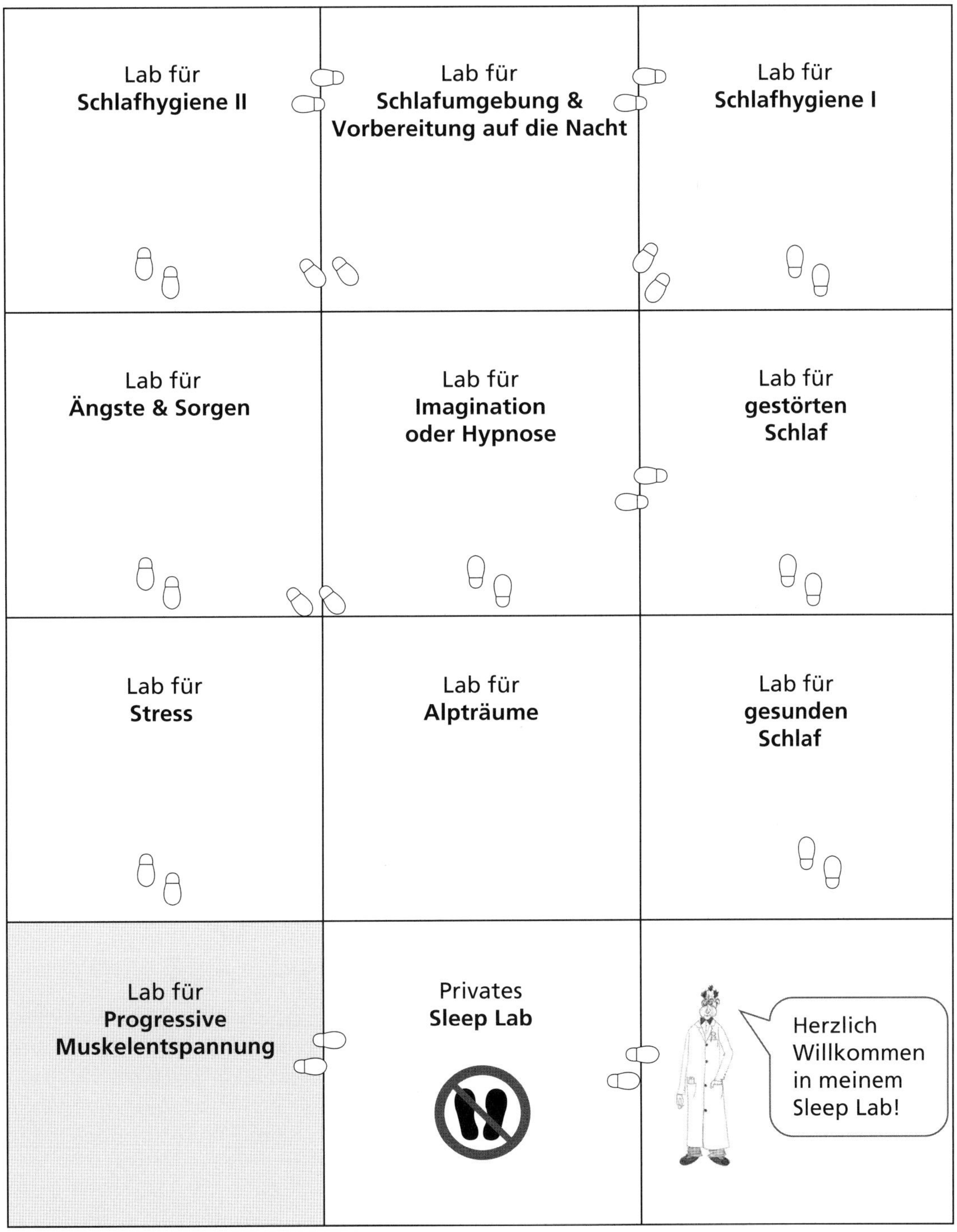

Therapeuten

Ziel:
Die Jugendlichen sollen ein weiteres Entspannungsverfahren kennenlernen.

Vorgehen:
Langsam diese einfache Form der PMR erklären und anhand der Übungen darstellen. Die Jugendlichen ermuntern, diese Form der Entspannung umzusetzen.

Grafik »Sleep Lab« zeigen

Therapeuten

Statt der Hypnoseübung möchten wir euch heute noch eine andere Entspannungstechnik vorstellen und euch bitten, mit uns zusammen in das nächste Labor hineinzuschauen – das ist das »Labor für Progressive Muskelentspannung«.

In diesem Labor können die Jugendlichen eine Methode testen, mit der man sich vor dem Einschlafen, aber auch tagsüber entspannen kann. Vor allem dann, wenn ihnen die Hypnosen nicht so liegen, ist das eine gute Alternative!

Therapeuten

Wer von euch hat denn schon mal was von der Progressiven Muskelentspannung gehört? Was bedeutet »Progressive Muskelentspannung«?

Oder kann sich jemand vorstellen, wozu es gut sein kann, eine Methode zur Muskelentspannung zu lernen?

Progressive Muskelentspannung

6.2.1 Progressive Muskelentspannung nach Jacobson

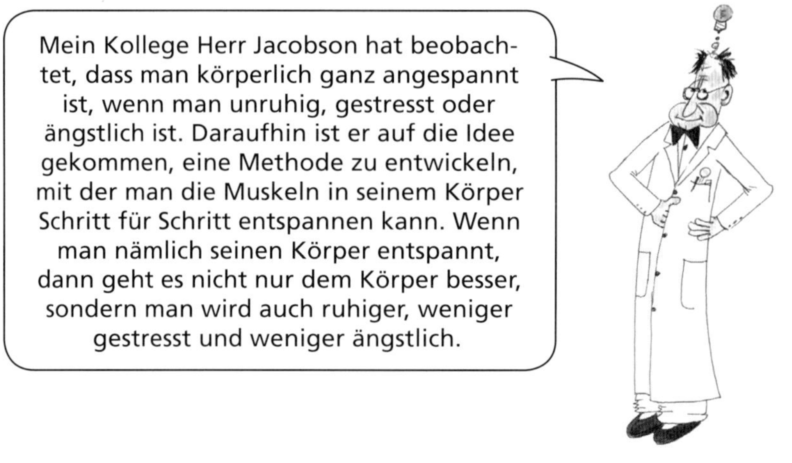

Bei der Progressiven Muskelentspannung werden nacheinander verschiedene Muskelgruppen des Körpers angespannt und wieder entspannt. Dadurch können die Jugendlichen lernen, wie sich Anspannung und Entspannung überhaupt anfühlen. Wenn sie diese Methode oft genug üben, können sie irgendwann ihren Körper entspannen, indem sie sich vorstellen, wie sich die Entspannung in den verschiedenen Körperteilen anfühlt. Es ist dann nicht mehr notwendig, dass sie die Muskeln vorher anspannen.

Therapeuten

Es gibt verschiedene Muskelgruppen, die man mithilfe von verschiedenen Übungen an- und wieder entspannen kann. In euren Begleitheften habt ihr eine Tabelle, in der verschiedene Muskelgruppen und die dazugehörigen Übungen aufgelistet sind.

Muskelgruppe		Übung zur Anspannung
Hände und Arme	Hände und Unterarme	Hand zur Faust ballen
	Oberarme	Arme anwinkeln
Füße, Beine und Po	Füße	Zehen einrollen
	Unterschenkel	Fersen auf den Boden stellen, Fußspitzen zeigen zur Decke
	Oberschenkel	Fersen auf den Boden pressen
	Po	Pobacken zusammenkneifen
Schultern und Nacken		Schultern nach oben ziehen, Kopf leicht nach hinten legen
Gesicht	Augenpartie	Augen zukneifen, Nase rümpfen
	Mund und Kiefer	Lippen und Zähne aufeinander pressen
Bauch		Bauch einziehen

Und so funktioniert es …

Therapeuten

Wir wollen jetzt mal gemeinsam die Methode der Progressiven Muskelentspannung ausprobieren.

Progressive Muskelentspannung

[Immer wieder während der Übung nach dem Unterschied zwischen der Seite, die schon entspannt wurde, und der Seite, die noch nicht berücksichtigt wurde, fragen.]

Therapeuten

Setzt euch bequem hin, die Beine stehen im rechten Winkel, die Füße haben einen guten Kontakt zum Boden. Die Arme und Hände liegen locker auf den Oberschenkeln. Die Augen könnt ihr schließen oder offen lassen, je nachdem, was euch besser gefällt.

Gedanken
Vielleicht könnt ihr euch vorstellen, dass eure Gedanken Wolken sind, die über den Himmel ziehen. Sie kommen und gehen wieder.

Atmung
Atmet tief ein … und wieder aus … und wieder ein … und aus … ein … und aus.

Hände, Unterarme, Oberarme

Rechte Hand zur Faust ballen → Anspannung kurz spüren (3 Sek.) → Faust öffnen → Entspannung spüren (10 Sek.).

Linke Hand zur Faust ballen → Anspannung kurz spüren (3 Sek.) → Faust öffnen → Entspannung spüren (10 Sek.).

Beide Arme anwinkeln → Anspannung kurz spüren (3 Sek.) → Arme wieder locker lassen → Entspannung spüren (10 Sek.).

Füße, Beine und Po
Die Zehen beider Füße einrollen, die Fersen auf den Boden stellen und die Fußspitzen zur Decke strecken, die Pobacken zusammenkneifen → Anspannung kurz spüren (3 Sek.) → alle Muskeln wieder locker lassen → Entspannung spüren (10 Sek.).

Schultern und Nacken
Die Schultern nach oben ziehen, den Kopf leicht nach hinten legen → Anspannung kurz spüren (3 Sek.) → Schultern wieder fallen lassen, den Kopf nach vorne nehmen → Entspannung spüren (10 Sek.).

Gesicht
Die Augen zusammenkneifen, die Nase rümpfen, Lippen und Zähne zusammenpressen → Anspannung kurz spüren (3 Sek.) → alle Muskelgruppen wieder locker lassen → Entspannung spüren (10 Sek.).

Bauch
Den Bauch einziehen → Anspannung kurz spüren (3 Sek.) → Bauch locker lassen → Entspannung spüren (10 Sek.).

Geh noch einmal alle Muskeln durch, die du gerade entspannt hast und versuch, die Entspannung noch einmal zu spüren (30 Sek.).

Atme tief ein und wieder aus und versuch, die Entspannung im gesamten Körper zu spüren (20 Sek.).

Beende langsam die Übung, indem du dich räkelst und streckst, öffne langsam die Augen.

Wie hat sich die Muskelentspannung angefühlt? Merkt ihr einen Unterschied zu vorher? Könnt ihr beschreiben, wie sich das anfühlt?

Tipps für die Durchführung

- Achtet darauf, dass ihr während der Übung nicht gestört werdet (ein Schild an die Tür hängen, den Telefonstecker ziehen bzw. das Handy ausschalten).
- Die Muskeln sollen nur leicht angespannt werden, es darf auf keinen Fall unangenehm werden oder weh tun!
- Die Entspannung sollte immer drei- bis viermal länger dauern als die Anspannung (also z. B. 3 Sek. anspannen und 10 Sek entspannen); vielleicht hilft es euch, wenn ihr mitzählt.

Arbeitsblatt 15: Progressive Muskelentspannung

Arbeitsblatt 15
Jugendlichen- und Elternmanual S. 94

Nachdem ihr die Methode im Labor getestet habt, steht jetzt wieder ein Feldexperiment an. Damit könnt ihr herausfinden, ob die Methode alltagstauglich ist.
In früheren Experimenten haben Wissenschaftler herausgefunden, dass die progressive Muskelentspannung dann am besten wirkt, wenn man sehr geübt darin ist. Deshalb ist es wichtig, dass die Jugendlichen jeden Tag ein Feldexperiment durchführen und auf dem Arbeitsblatt 15 aufschreiben, wie es war.

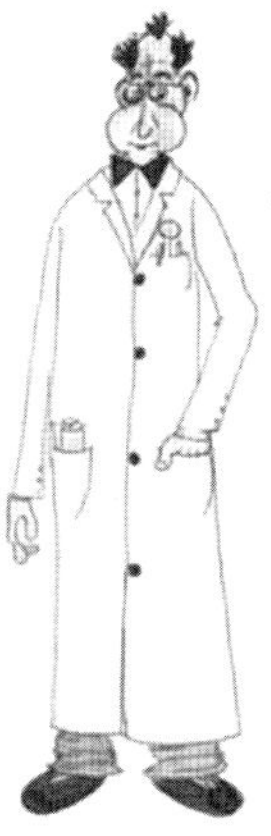

CDs

Datum, Uhrzeit, Dauer der Übung	**Welche Muskelgruppen geübt?**	**Wie gut konnte ich mich entspannen?** (1–8, 1 bedeutet gar nicht entspannt, 8 bedeutet sehr entspannt)	**Besondere Erfahrungen**
		1 2 3 4 5 6 7 8	
		1 2 3 4 5 6 7 8	
		1 2 3 4 5 6 7 8	
		1 2 3 4 5 6 7 8	
		1 2 3 4 5 6 7 8	
		1 2 3 4 5 6 7 8	
		1 2 3 4 5 6 7 8	

6.3 Das private Schlaflabor/das private Sleep Lab

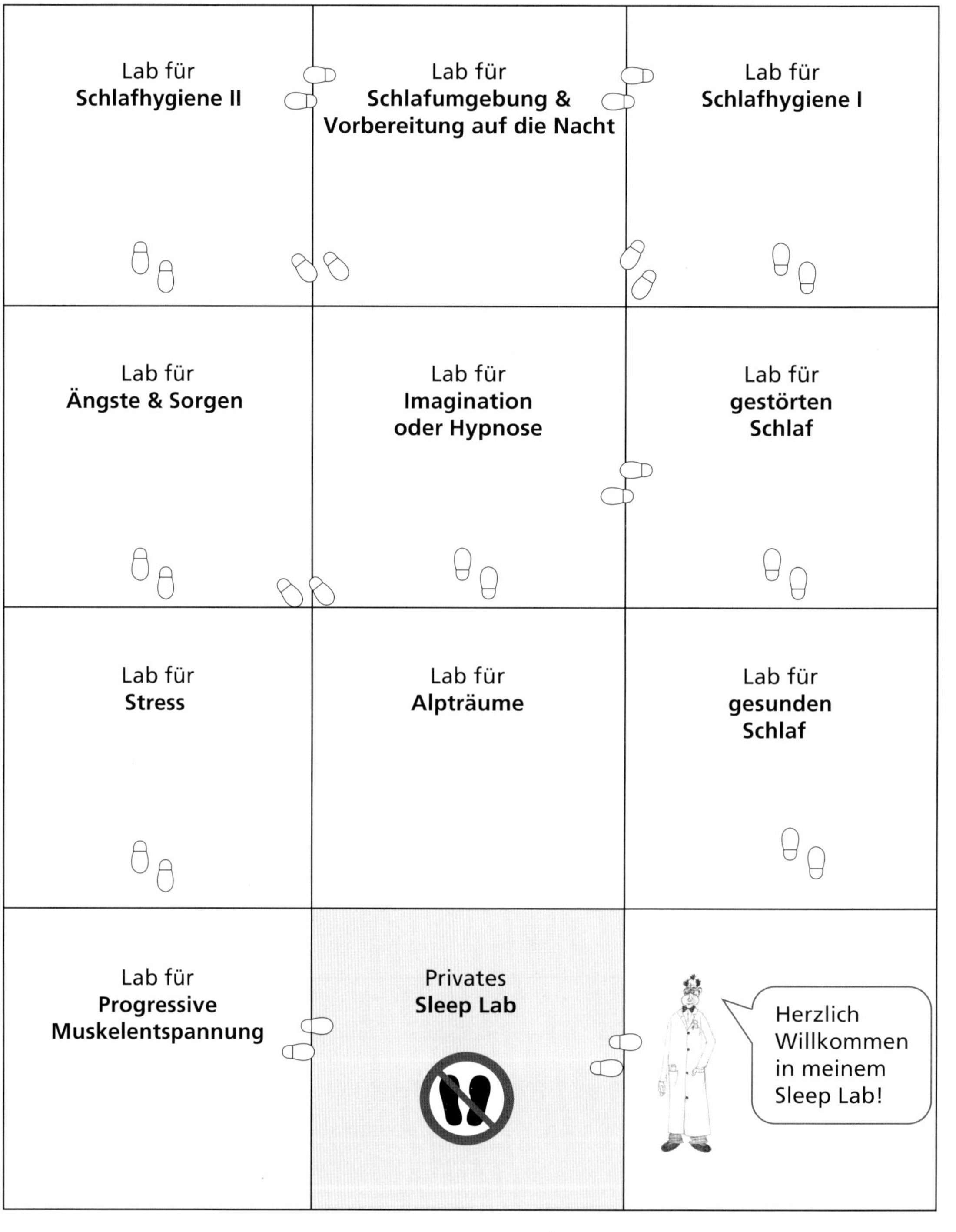

Mittlerweile habt ihr schon viele Feldexperimente durchgeführt und seid so zum Experten für euren eigenen Schlaf geworden. Ihr habt also inzwischen das nötige Fachwissen, um euer eigenes Schlaflabor zu eröffnen.
In eurem eigenen Schlaflabor sollt ihr all die Strategien und Dinge sammeln, die euch helfen, besser zu schlafen bzw. die Dinge, von denen ihr glaubt, dass sie euch in Zukunft von Nutzen sein könnten. Wenn ihr später mal nicht so genau wisst, was ihr bei einem Problem tun sollt, könnt ihr einfach einen kurzen Blick in euer Schlaflabor werfen und euch so wieder an die Dinge erinnern, die ihr hier im Schlaflabor gelernt habt. Bei der Eröffnung eures eigenen Schlaflabors sind eurer Phantasie keine Grenzen gesetzt. Ihr könnt die Strategien in einem Schuhkarton-Labor unterbringen, ihr könnt sie aber auch in ein Schlaflabortagebuch schreiben oder euch etwas ganz anderes überlegen …

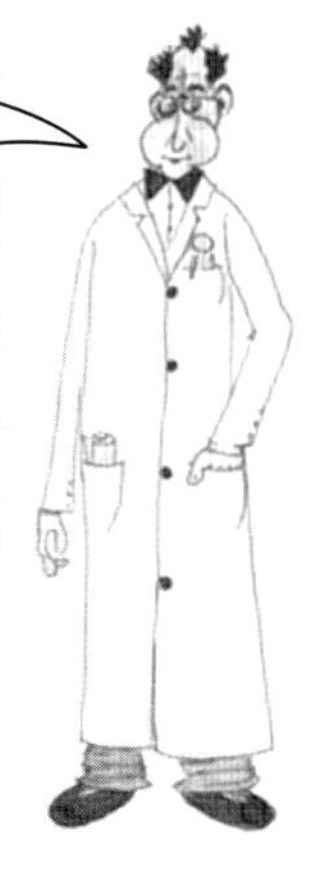

Die Jugendlichen sollen sich noch mal jedes Labor in ihrem Begleitheft anschauen, das sie im Training kennengelernt haben. Sie sollen sich überlegen, welche Strategien ihnen geholfen haben und welche sie vielleicht in Zukunft gebrauchen könnten. Dabei können ihnen die Arbeitsblätter 16 und 17 helfen.

Arbeitsblätter 16–17, S. 97–98

In das Arbeitsbaltt 18 können die Jugendklichen ihre Schlafhygieneregeln eintragen, die sie in den nächsten vier Wochen einhalten möchten. Die grau markierten Regeln sind dabei besonders wichtig; diese sollten sie auf jeden Fall einhalten.

Arbeitsblätter 18–22, S. 99–104

Zudem gibt es vier weitere Arbeitsblätter, Nr. 19 bis 22, für jede Woche eins, in das sie eintragen können, ob sie die Regeln eingehalten haben oder ob sie sie nicht eingehalten haben.

Arbeitsblatt 16: Meine Hilfsmittel für gutes Schlafen

Arbeitsblatt 16
Jugendlichen- und Elternmanual S. 97

1. ____

____

2. ____

____

3. ____

____

4. ____

____

5. ____

____

____

____

____

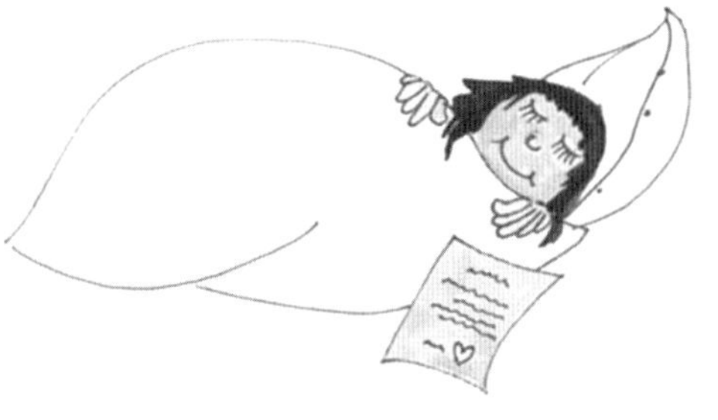

Arbeitsblatt 17: Meine Hilfsmittel für spezielle Probleme/ Situationen

Arbeitsblatt 17
Jugendlichen- und Elternmanual S. 98

Problem/Situation	Hilfsmittel

Sitzung 6

Arbeitsblatt 18: Schlafhygieneregeln

Arbeitsblatt 18
Jugendlichen- und Elternmanual S. 99

Checkliste:	Macht der Jugendliche schon	Macht der Jugendliche noch nicht	Will der Jugendliche noch machen
Goldene Regel: »Das Bett ist nur zum Schlafen da!«, nicht um zu telefonieren, fernzusehen, zu lernen, zu essen, Computer zu spielen, …	☐	☐	☐
Computer und Fernseher: Es sollten mindestens 1 Stunde vor dem Schlafengehen der Fernseher, Computer und ähnliche Geräte ausgeschaltet werden.	☐	☐	☐
Mittagsschlaf: Ein »gutes« Nickerchen dauert höchstens 10–20 Minuten und findet vor 17.00 Uhr statt.	☐	☐	☐
Uhr am Bett: Die Uhr sollte vom Bett entfernt oder so gedreht werden, dass der Jugendliche nachts die Uhrzeit nicht ablesen kann.	☐	☐	☐
Sonne am Morgen: Es ist gut, am Morgen möglichst viel Sonnenlicht zu »tanken«. In der Nacht sollte das Zimmer möglichst dunkel sein.	☐	☐	☐
Aufstehzeit: Der Jugendliche sollte immer zu der gleichen Zeit aufstehen. Der Unterschied zwischen den Aufstehzeiten sollte im Idealfall nicht größer als ½–1 Stunde sein.	☐	☐	☐
Zubettgehzeit: Der Jugendliche sollte immer zur gleichen Zeit ins Bett gehen. Der Unterschied zwischen den Zubettgehzeiten sollte im Idealfall nicht größer als ½–1 Stunde sein.	☐	☐	☐
Müde werden: Wenn der Jugendliche am Abend zu spät müde wird, dann kann er versuchen, seinen Körper umzutrainieren: • Jeden zweiten Tag 15 Min. früher ins Bett gehen. • Konsequent bleiben! • Dies so lange machen, bis er zur gewünschten Uhrzeit einschläft, • Von da an immer zur gleichen Zeit ins Bett gehen.	☐	☐	☐
Nicht-schlafen-Können: Der Jugendliche sollte wieder aufstehen, wenn er länger als 15 Minuten nicht einschlafen kann, spätestens aber, wenn r anfängst, sich darüber zu ärgern oder zu grübeln.	☐	☐	☐
Luft rein, Lärm raus, Licht aus: Dafür sorgen, dass die Schlafumgebung angenehm und schlafförderlich ist!	☐	☐	☐

Checkliste:	Macht der Jugendliche schon	Macht der Jugendliche noch nicht	Will der Jugendliche noch machen
Abendessen: Ideal ist es, wenn der Jugendliche ca. 1–2 Stunden vor dem Schlafengehen zu Abend isst. Trinken sollte er regelmäßig über den Tag verteilt.	☐	☐	☐
Koffein: Auf koffeinhaltige Lebensmittel verzichten.	☐	☐	☐
Sport: Regelmäßig Sport treiben. Wenn der Jugendliche nach dem Sport aufgedreht ist und nicht gut schlafen kann, sollte er nur morgens oder nachmittags Sport treiben	☐	☐	☐
Nikotin: Am besten für den Körper und den Schlaf ist es, gar nicht zu rauchen. Wenn der Jugendliche doch raucht, dann sollte er einige Stunden vor dem Schlafengehen und auch nachts darauf verzichten.	☐	☐	☐
Alkohol: Am besten ist es, wenn der Jugendliche gar keinen Alkohol trinkt. Ansonsten sollte er mindestens 3 Stunden vor dem Schlafengehen nichts Alkoholisches mehr trinken.	☐	☐	☐
Medikamente: Der Jugendliche nimmt keine Medikamente, die seinen Schlaf stören könnten.	☐	☐	☐
Drogen: Drogen sollten natürlich generell tabu sein, insbesondere aber auch dann, wenn der Jugendliche gut schlafen möchte.	☐	☐	☐

Arbeitsblätter 19–22: Schlafhygieneregeln Wochen 1–4

Arbeitsblätter 19–22 Jugendlichen- und Elternmanual S. 101–104

Die beiden wichtigsten Schlafregeln sind bereits für die Jugendlichen eingetragen. Die anderen können sie frei wählen. Die Jugendlichen können bei den Regeln aus den letzten Wochen bleiben oder sich neue aussuchen. Wenn sie sich an einem Tag an ihren Vorsatz gehalten haben, kreuzen sie »ja« an. Wenn sie sich nicht an ihren Vorsatz gehalten haben, kreuzen sie »nein« an.

	Wochentag						
Was nehme ich mir vor?	**Mo**	**Di**	**Mi**	**Do**	**Fr**	**Sa**	**So**
Goldene Regel	ja nein	ja nein	ja nein	ja nein	ja nein	ja nein	ja nein
Schlafrhythmus	ja nein	ja nein	ja nein	ja nein	ja nein	ja nein	ja nein
	ja nein	ja nein	ja nein	ja nein	ja nein	ja nein	ja nein
	ja nein	ja nein	ja nein	ja nein	ja nein	ja nein	ja nein
	ja nein	ja nein	ja nein	ja nein	ja nein	ja nein	ja nein
	ja nein	ja nein	ja nein	ja nein	ja nein	ja nein	ja nein

6.3.1 Belohnungssystem: Ein »Leckerli« für den inneren Schweinehund ....

Belohnung

Bestimmt erinnert sich die Jugendlichen noch an die erste Stunde, als sie sich je eine Belohnung für den Titel des Hilfswissenschaftlers, Doktors oder Professors überlegen sollten.

Therapeuten

Was hat euch die Aussicht auf eure Belohnung gebracht? War es dadurch leichter für euch, Punkte zu sammeln und die Feldexperimente regelmäßig durchzuführen? Oder glaubt ihr, dass es auch ohne Belohnung so gut geklappt hätte?

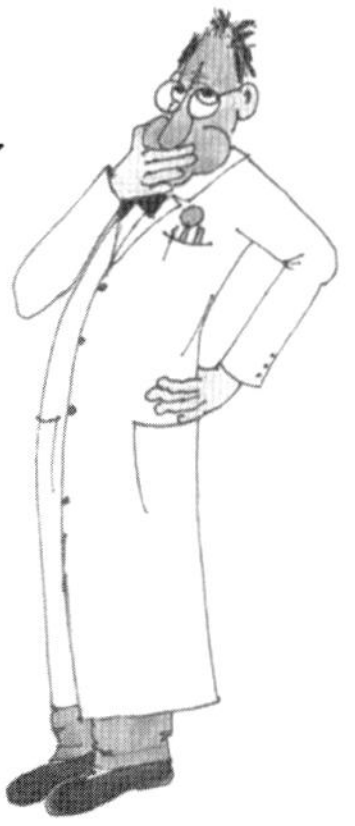
Für solch einen Titel muss man eine ganze Menge machen und immer wieder seinen inneren Schweinehund überwinden. Durch die Belohnung fällt es einem leichter, Dinge zu tun, die im Moment anstrengend sind, da man ein Ziel hat, auf das man hinarbeitet und auf das man sich freut.
Wenn ihr euch für ein bestimmtes Verhalten belohnt, dann fällt es euch später auch ohne Belohnung viel leichter, euch auch weiterhin so zu verhalten. Das ist so, weil ihr in der Belohnungszeit die Gelegenheit hattet, euch an das neue Verhalten zu gewöhnen. Irgendwann ist es dann ganz normal und selbstverständlich, dass ihr euch so verhaltet.

Therapeuten

Vielleicht erinnert ihr Euch, wie ihr schwimmen oder fahrradfahren gelernt habt. Oft suchen sich die Kinder einen Punkt aus, bis zu dem sie fahren wollen ohne umzukippen. Diese kleine Strecke zu fahren, ist für sie noch sehr schwer. Wenn sie es dann geschafft haben, ihr Ziel zu erreichen, ist das für sie ein großer Erfolg und sie sind sehr stolz auf sich. Irgendwann können sie dann so gut Fahrrad fahren, dass sie ganz selbstverständlich aufsteigen und losfahren. Das belohnende Ziel (= »Ich schaffe es bis zu dem Baum da vorne.«) hat dazu geführt, dass sie die schwierige Sache (= Fahrrad fahren) so lange geübt haben, bis es ganz selbstverständlich geworden ist.

Habt ihr das auch schon erlebt, dass euch Dinge, die euch am Anfang im echten Leben oder im Training schwer gefallen sind, mittlerweile leichter fallen, z. B. bei den Schlafhygieneregeln?

Beim Schlafen ist das genauso. Viele der Verhaltensweisen, die für den Schlaf gut sind, fallen einem vielleicht am Anfang noch sehr schwer. Damit die Jugendlichen auch nach dem Training motiviert seid, weiterzuüben, sollten sie sich ein Belohnungssystem für die nächsten vier Wochen überlegen. Sie werden sehen, danach werden viele Dinge für sie ganz selbstverständlich sein, die jetzt noch schwer fallen.

Weil es bei Schlafproblemen manchmal ein bisschen dauert, bis sich etwas bessert, ist es wichtig, dass die Jugendlichen jetzt am Ball bleiben. Sie können schon stolz auf das sein, was sie bisher geleistet haben! Und indem sie sich in der nächsten Zeit weiter motivieren, können sie noch viel mehr erreichen ...

Den inneren Schweinehund überlisten...

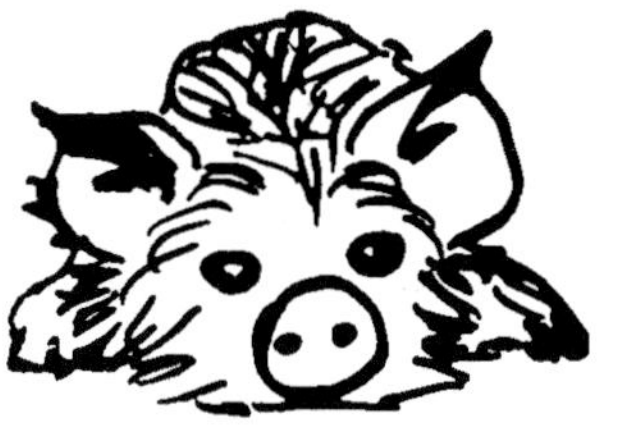

- Die Jugendlichen sollen sich ein Belohnungssystem für **4 Wochen** überlegen.
- Am besten ist, wenn sie mit sich selbst einen »**Vertrag**« abschließen, in dem sie aufschreiben, **welche Dinge** sie weiter durchführen wollen und **wie häufig** sie üben möchteen (z. B. mind. fünfmal pro Woche. Generell gilt: Je öfter desto besser). Eine Vorlage hierfür finden sie auf dem Arbeitsblatt 23.
- Auf jeden Fall sollten sie ihr Zubettgehritual, die Hypnose-Übungen und die Schlafhygieneregeln weiter durchführen und dabei versuchen, nach und nach besonders die grauen Schlafhygieneregeln umzusetzen!
- Die Jugendlichen sollen sich einen Plan für die vier Wochen schreiben, in den sie jeden Tag eintragen, ob sie sich an den Vertrag gehalten haben.
- Sie überlegen sich eine **kleine Belohnung** dafür, wenn sie an einem Tag alles eingehalten haben (z. B. ein Stück Schokolade, ihre Lieblingsserie im Fernsehen ...), eine **mittlere Belohnung**, wenn sie ihr Wochenziel erreicht haben (z. B. am Wochenende ein Picknick machen ...) und eine **große Belohnung**, wenn sie die vier Wochen durchgehalten haben (z. B. ein Ausflug in ein Erlebnisbad ...).
- Wichtig ist, dass sie sich wirklich nur dann belohnen, wenn sie ihren Vorsatz auch erfüllt haben!
- Sie sollen in der Zeit ruhig auch nochmals Strategien ausprobieren, die bisher noch nicht so gut geholfen haben; vielleicht brauchen sie ja nur noch mal ein bisschen Übung?

Arbeitsblatt 23: Mein Belohnungssystem

Arbeitsblatt 23

Jugendlichen- und Elternmanual S. 107

Vertrag mit mir selbst

Ich, ______________________________, verspreche mir selbst, dass ich in den nächsten vier Wochen folgende Feldexperimente weiter durchführen möchte:

Ich möchte diese Dinge mind. ______ x pro Woche üben.

Wenn ich mein Wochenziel erreicht habe, dann möchte ich mir folgende mittlere Belohnung gönnen:

____

Wenn ich vier Wochen lang regelmäßig geübt habe, dann habe ich mir folgende große Belohnung verdient:

____

Ort, Datum: ______________________

Unterschrift: ______________________________

6.3.2 Zukünftige Feldexperimente

Jugendlichen- und Elternmanual S. 108
Experimentalplan zeigen

Experimentalplan für zukünftige Feldexperimente		
Feldexperiment		√
Progressive Muskelentspannung (PME)	• Üb die PME. • Halt auf dem dazugehörigen Arbeitsblatt 15 fest, welche Fortschritte du machst.	
Schlafhygieneregeln	• Schreib dir in das Arbeitsblatt 18 die Regeln auf, die du auch in der nächsten Woche wieder einhalten möchtest. • Notier außerdem, welche Regeln du zusätzlich hierzu einhalten willst. • Trag in die Arbeitsblätter 19–22 jeden Tag ein, ob du die Regeln eingehalten hast oder ob es nicht so geklappt hat.	
Lösungstreppe	• Versuch die Lösungstreppe nächste Woche einmal auszuprobieren. • Nimm dir ein altes Problem zum Üben vor sowie ein Problem, das im Verlauf der Woche überraschend auftritt. • Schreib deine Lösungsschritte in das Arbeitsblatt 14.	
Privates Schlaflabor	• Stell dein Privates Sleep Lab zusammen. • Geh dabei nochmals alle Übungen und Strategien durch, die du hier kennengelernt hast. Diejenigen, die dir geholfen haben oder die dir vielleicht in Zukunft helfen könnten, sollten ihren festen Platz in deinem Sleep Lab erhalten. Trag deine Strategien in die Arbeitsblätter 16 und 17 ein.	
Belohnungssystem	• Arbeite dir ein Belohnungssystem aus. Außerdem solltest du dir einen Plan erstellen, auf dem du eintragen kannst, ob du die vorgenommenen Dinge auch einhältst. • Auf Arbeitsblatt 23 findest du den »Vertrag mit dir selbst«. Du kannst aber natürlich auch einen eigenen erstellen. Dann fällt es dir sicher leichter, die oben stehenden Aufgaben umzusetzen. In der Spalte »Punkte« kannst du eintragen, wie viele Punkte du dir für das Üben geben möchtest.	

6.3.3 Wer wird Schlafonär?

Therapeuten

Wie schon angekündigt, spielen wir heute »Wer wird Schlafonär?«. Hierfür spielt ihr in zwei Gruppen gegeneinander und könnt nochmals Punkte für eure Gruppe sowie für euch selbst sammeln.

Regeln
Die erste Gruppe zieht eine Frage, die von einem der Gruppenmitglieder beantwortet werden muss. Wenn die Gruppe mit der Antwort einverstanden ist und die Antwort richtig ist, dann bekommt der Befragte 1 Punkt und die Gruppenmitglieder je ½ Punkt.

Wenn die Gruppe mit der Antwort nicht einverstanden ist, dann kann sie ein Veto einlegen, d. h., sie kann die Antwort als Gruppe korrigieren. Wenn die Antwort dann richtig ist, bekommt jedes Gruppenmitglied ½ Punkt.

Jedes Gruppenmitglied erhält einen Telefonjoker, wenn jemand also die Antwort auf seine Frage nicht weiß, darf er eine Person »anrufen« und die Antwort erfragen. Dabei kann man auch jemanden aus der gegnerischen Mannschaft anrufen. Ist die Frage richtig, bekommt die Gruppe ½ Punkt und der Befragte 1 Punkt.

Dann kommt die andere Gruppe dran.

Insgesamt gibt es 18 Fragen, also drei Fragen pro Person. Wenn ihr alle Fragen richtig beantwortet, dann könnt ihr also 7 ½ Punkte bei »Wer wird Schlafonär?« gewinnen.

Pause: Punkte zusammenzählen und Urkunden ausstellen

6.3.4 Verleihung der Urkunden

Therapeuten

Urkunden werden verliehen und jeder darf erzählen, welche Belohnung er sich für den Titel einlösen wird.

Urkunden

Nun haben die Jugendlichen sehr viel über Schlaf und Schlafstörungen gelernt und eine Reihe an Strategien ausprobiert. Nicht für jeden ist jede Strategie hilfreich, darum geht es nun in den nächsten Wochen und Monaten darum noch einmal die passenenden Strategien zu überdenken und vor allem – sie anzuwenden. Dabei wünschen wir allen viel Glück und viel Erfolg.

Literaturverzeichnis

Anbar RD, Slothower MP (2006) Hypnosis for treatment of insomnia in school-age children: A retrospective chart review. BMC Pediatrics 6(23).

Anders TF, Carskadon MA, Dement WC, Harvey K (1978) Sleep habits of children and the identification of pathologically sleepy children. Child Psychiatry and Human Development 9:53–63.

Anders TF, Eiben LA (1997) Pediatric sleep disorders: A review of the past 10 years. Journal of the American Academy of Child and Adolescent Psychiatry 36:9–20.

Bloch KE, Schoch OD, Zhang JN, Russi EW (1999) German version of the Epworth Sleepiness Scale. Respiration 66:440–447.

Bonnet MH (1985) Effects of sleep disruption on sleep performance, and mood. Sleep 8:11–19.

Bruni O, Ottaviano S, Guidetti V, Romoli M, Innocenzi M, Cortesi F, Giannotti F (1996) The Sleep Disturbance Scale for Children (SDSC). Construction and validation of an instrument to evaluate sleep disturbances in childhood and adolescence. Journal of Sleep Research 5:251–261.

Campbell IG, Higgins LM, Trinidad JM, Richardson P, Feinberg I (2007) The increase in longitudinally measured sleepiness across adolescence is related to the maturational decline in low-frequency EEG power. Sleep 30:1677–1687.

Carskadon MA (1999) When worlds collide. Adolescent need for sleep versus societal demands. Phi Delta Kappan 80:348–353.

Carskadon MA, Acebo C, Richardson GS, Tate BA, Seifer R (1997) An approach to studying circadian rhythms of adolescent humans. Journal of Biological Rhythms 12:278–289.

Carskadon MA, Dement W (1987) Sleepiness in the normal adolescent. In: Guilleminault C (Hrsg.) Sleep and its disorders in children. New York. Raven Press, 53–66.

Carskadon MA, Vieira C, Acebo C (1993) Association between puberty and delayed phase preference. Sleep 16:258–262.

Contos A (1999) The case of how the boogie man disappeared. Australian Journal of Clinical and Experimental Hypnosis 2:125–135.

Cordi MJ, Schlarb AA, Rasch B (2014) Deepening sleep by hypnotic suggestion. Sleep 37(6):1143–1152.

Dahl R (1995) Sleep in behavioral and emotional disorders. In: Ferber R, Kryger MH (Hrsg.) Principles and Practice of Sleep Medicine in the Child. Philadelphia: Saunders. 47–153.

Dahl RE, Carskadon MA (1995) Sleep and its disorders in adolescence. In: Ferber R, Kryger MH (Hrsg.) Principles and Practice of Sleep Medicine in the Child. Philadelphia: Saunders, 19–27.

Dahl RE, Lewin DS (2002) Pathways to adolescent health sleep regulation and behavior. Journal of Adolescent Health 31(S):175–184.

Faust V, Hole G, Baumhauer H (1992) Der gestörte Schlaf und seine Behandlung. Universitätsverlag Ulm.

Ferber R (1996) Childhood sleep disorders. Neurologic Clinics 14:493–511.

Fins A, Wohlgemuth W (2001) Sleep disorders in children and adolescents. In: Handbook of Conceptualization and Treatment of Child Psychopathology. Amsterdam: Pergamon, 437–448.

Gau S-F, Soong W-T (1995) Sleep problems in junior high-school students in Taipei. Sleep 18:667–673.

Hajak G, Rüther E (1995) Insomnie. Ursachen, Diagnostik und Therapie. Springer: Berlin.

Handwerker G (2002) Epworth Sleepiness Scale für Kinder (ESS-K). In: Schulz H (Hrsg.) Kompendium Schlafmedizin. Landsberg/Lech: Ecomed-Verlag.

Hauri P, Olmstead E (1980) Childhood-Onset Insomnia. Sleep 3:59–65.

Howsan DG (1999). Hypnosis in the treatment of insomnia, nightmares, and night terrors. Australian Journal of Clinical and Experimental Hypnosis 27:32–39.

Iglowstein I, Jenni OG, Molinari L, Largo RH (2003) Sleep duration from infancy to adolescence: Reference values and generational trends. Pediatrics 111:302–307.

Johns MW (1992) Reliability and factor analysis of the Epworth Sleepiness Scale. Sleep 15:376–381.

Johns MW (1991) A new method for measuring daytime sleepiness: The Epworth Sleepiness Scale. Sleep 14:540–545.

Johnson EO, Roth T, Schultz L, Breslau N (2006) Epidemiology of DSM-IV insomnia in adolescence: Lifetime prevalence, chronicity, and an emergent gender difference. Pediatrics 117:247–256.

Kanfer FH, Reinecker H, Schmelzer D (1991) Selbstmanagement-Therapie. Berlin: Springer.

Kirmil-Gray K, Eagleston JR, Gibson E, Thoresen CE (1984) Sleep disturbance in adolescents: Sleep quality, sleep habits, beliefs about sleep, and daytime functioning. Journal of Youth and Adolescence 13:375–384.

LaBerge L, Petit D, Simard C, Vitaro F, Tremblay RE, Montplaisir J (2001) Development of sleep patterns in early adolescence. Journal of Sleep Research 10:59–67.

LaBerge L, Tremblay RE, Vitaro F, Montplaisir J (2000) Development of parasomnias from childhood to early adolescence. Pediatrics 106:67–74.

Lehmkuhl G, Fröhlich J (1998) Diagnostik und Differentialdiagnostik von Schlafstörungen im Kindesalter. Fortschritte in Neurologie und Psychiatrie 66:553–569.

Manber R, Bootzin R, Acebo C, Carskadon M (1996) Behavioral treatment and sleep: The effects of regularizing sleep-wake schedules on daytime sleepiness. Sleep 19:432–441.

Means MK, Lichstein KL, Epperson MT, Johnson CT (2000) Relaxation therapy for insomnia: Nighttime and daytime effects. Behaviour Research and Therapy 38:665–678.

Mercer PW, Merritt SL, Cowell JM (1998) Differences in reported sleep need among adolescents. Journal of Adolescent Health 23:259–263.

Mindell JA (2003) Insomnia in children and adolescents. In: Szuba M, Kloss J, Dinges D (Hrsg.) Insomnia principles and management. Cambridge-Verlag, 125–135.

Mindell JA (1993) Sleep disorders in children. Health Psychology 12:151–162.

Minsel B, Quast W (1988) Elterntraining für Eltern von Kindern mit Zu-Bett-Geh-Problem, Ein- und Durchschlafstörungen. Heilpädagogische Forschung 14:135–142.

Morgenthaler T, Kramer M, Alessi C, Friedman L, Boehlecke B, Brown T, Coleman J, Kapur V, Lee-Chiong T, Owens J, Pancer J, Swick T (2006) Practice parameters for the psychological and behavioral treatment of insomnia: An Update. An American Academy of Sleep Medicine Report. Sleep 29:1415–1419.

Morin C (1993) Insomnia – psychological assessment and management. New York: Guilford Press.

Müller T, Paterok B (1999) Schlaftraining: Ein Therapiemanual zur Behandlung von Schlafstörungen. Göttingen: Hogrefe.

O'Brien EM, Mindell JA (2005) Sleep and risk-taking behavior in adolescents. Behavioral Sleep Medicine 3:113–133.

Ohayon MM, Roberts RE (2001) Comparability of sleep disorders diagnoses using DSM-IV and ICSD classifications with adolescents. Sleep 24:920–925.

Ohayon, M. M.; Roberts, R. E.; Zulley, J.; Smirne, S. & Priest, R. G. (2000). Prevalence and patterns of problematic sleep among older adolescents. Journal of the American Academy of Child and Adolescent Psychiatry 39, 1549–1556.

Ohayon, M. M. & Roth, T. (2003). Place of chronic insomnia in the course of depressive and anxiety disorders. Journal of Psychiatric Research 37, 9–15.

Ohida, T.; Osaki, Y.; Doi, Y.; Tanihata, T.; Minowa, M.; Suzuki, K.; Wada, K.; Suzuki, K. & Kaneita, Y. (2004). An epidemiologic study of self-reported sleep problems among Japanese adolescents. Sleep 27, 978–985.

Owens, J. A.; Maxim, R.; McGuinn, M.; Nobile, C.; Msall, M. & Alario, A. (2000). Television-viewing habits and sleep disturbance in school children. Pediatrics 104, 1–8.

Owens, J. A.; Palermo, T. M. & Rosen, C. L. (2002). Overview of current management of sleep disturbances in children: II-Behavioral interventions. Current Therapeutic Research 63, 38–52.

Patten, C. A.; Choi, W. S.; Gillin, J. C. & Pierce, J. P. (2000). Depressive symptoms and cigarette smoking predict development and persistence of sleep problems in US adolescents. Pediatrics, 106, 1–9.

Rajput, V. & Bromley, S. M. (1999). Chronic insomnia: A practical review. American Family Physician 60, 1431–1438.

Roberts, R. E.; Roberts, C. R. & Chen, I. G. (2001). Functioning of adolescents with symptoms of disturbed sleep. Journal of Youth and Adolescence 30, 1–18.

Sadeh, A.; Raviv, A. & Gruber, R. (2000). Sleep patterns and sleep disruptions in school-age children. Developmental Psychology 36, 291–301.

Sánchez-Armengol, A.; Fuentes-Pradera, M. A.; Capote-Gil, F.; García-Díaz, E.; Cano-Gómez, S.; Carmona-Bernal, C. & Castillo-Gómez, J. (2001). Sleep-related breathing disorders in adolescents aged 12 to 16 years: Clinical and polygraphic findings. Chest, 119, 1393–1400.

Schlarb, A. A. (2014). KiSS – Therapeutenmanual. Das Training für Kinder von 5 bis 10 Jahren mit Schlafstörungen. Stuttgart: Kohlhammer.

Schlarb, A. A. (2014). KiSS – Begleit- und Arbeitsbuch für Eltern. Das Training für Kindern von 5 bis10 Jahren mit Schlafstörungen. Stuttgart: Kohlhammer.

Schlarb, A. A. (2013). Mini-KiSS –Therapeutenmanual. Das Elterntraining für Kinder bis 4 Jahre mit Schlafstörungen. Stuttgart: Kohlhammer.

Schlarb, A. A. (2013). Mini-KiSS – Begleit- und Arbeitsbuch für Eltern. Das Elterntraining für Kinder bis 4 Jahre mit Schlafstörungen. Stuttgart: Kohlhammer.

Schlarb, A. (2011). Verhaltensbedingte Schlafstörungen bei Kindern und Jugendlichen. Kinderärztliche Praxis 2, 99-102.

Schlarb, A.; Brandhorst, I. & Hautzinger, M. (2012). Mini-KiSS – ein multimodales Gruppentherapieprogramm für Eltern von Kleinkindern mit Schlafstörungen: Eine Pilotstudie. Zeitschrift für Kinder- und Jugendpsychiatrie und Psychotherapie.

Schlarb, A., Gulewitsch, M. D. (2011). Wenn der Sandmann kommt – wirkt Hypnotherapie bei Kindern mit Schlafstörungen? Hypnose.

Schlarb, A. A.; Gulewitsch, M.; Kulessa, D.; Hautzinger, M. (2010). Alpträume in der pädiatrischen Praxis: Häufigkeit, familiäre Belastung und Behandlungsempfehlungen. Pädiatrische Praxis 76, 223–230.

Schlarb, A. A.; Gulewitsch, M. D.; Hautzinger, M. (2010). Insomnien in der pädiatrischen Praxis: Häufigkeit, familiäre Belastung und Behandlungsempfehlungen. Somnologie 14, 129–134.

Schlarb, A.; Liddle, C. C.; Hautzinger, M. (2011). JuST – a multimodal treatment program for adolescents with insomnia. Pilot study. Nature and Science of Sleep 3, 13–20.

Schlarb, A.; Velten-Schurian, K.; Poets, C. R.; Hautzinger, M. (2011). First effects of a multicomponent treatment for sleep disorders in children. Nature and Science of Sleep 3, 1–11.

Schoicket, S. L.; Bertelson, A. D. & Lacks, P. (1988). Is sleep hygiene a sufficient treatment for sleep-maintenance insomnia? Behavior Therapy 19, 183–190.

Shin, C.; Kim, J.; Lee, S.; Ahn, Y. & Joo, S. (2003). Sleep habits, excessive daytime sleepiness and school performance in high school students. Psychiatry and Clinical Neurosciences 57, 451–453.

Steinhausen, H. & von Aster, M. (1993). Handbuch Verhaltenstherapie und Verhaltensmedizin bei Kindern und Jugendlichen. Weinheim: Beltz.

Stores, G. (2003). Misdiagnosing Sleep Disorders as Primary Conditions. Advances in Psychiatric Treatment 9, 69–77.

Stores, G. (1999). Sleep disorders in children and adolescents. Advances in Psychiatric Treatment 5, 19–29.

Stores, G. (1996). Practitioner Review: Assessment and treatment of sleep disorders in children and adolescents. Journal of Child Psychology and Psychiatry 37, 907–925.

Taylor, D. J.; Jenni, O. G.; Acebo, C. & Carskadon, M. A. (2005). Sleep Tendency During extended Wakefulness: Insights into adolescent sleep regulation and behavior. Journal of Sleep Research, 14, 239–244.

Velten-Schurian, K.; Poets, C. F.; Hautzinger, M.; Schlarb, A. (2010). Association between sleep patterns and daytime functioning in children with insomnia: The contribution of parent-reported frequency of night waking and wake time after sleep onset. Sleep Medicine, 11, 281–288.

Vignau, J.; Bailly, D.; Duhamel, A.; Vervaecke, P.; Beuscart, R. & Collinett, C. (1997). Epidemiologic study of sleep quality and troubles in french secondary school adolescents. Journal of Adolescent Health 21, 343–350.

Wolfson, A. R. & Carskadon, M. A. (1998). Sleep schedules and daytime functioning in adolescents. Child Development 69, 875–887.

Wyatt, J. K. (2004). Delayed Sleep Phase Syndrome: Pathophysiology and treatment options. Sleep 27, 1195–1203.

Yang, L.; Zuo, C; Eaton, L. F. (1987). Research note: Sleep problems of normal Chinese adolescents. Journal of Child Psychology and Psychiatry 28, 167–172.

Stichwortverzeichnis